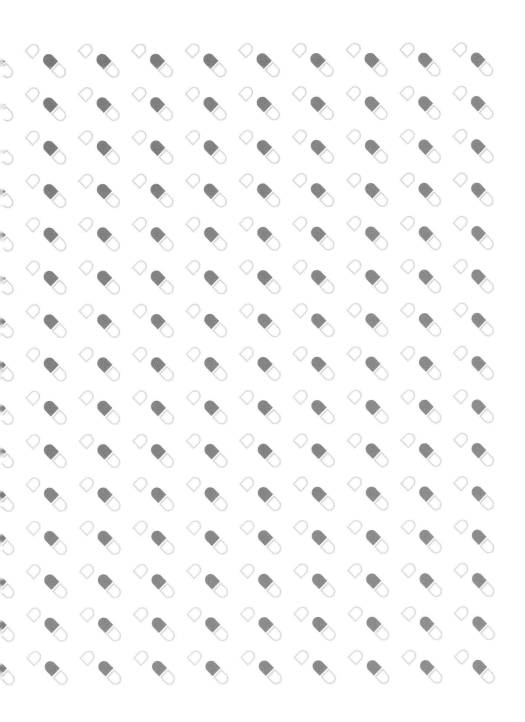
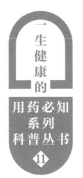

一生健康的

用药必知 系列 科普丛书

一生健康的用药必知系列科普丛书
*

丛书总主编：赵　杰
名誉总主编：阚全程
副总主编：王婧雯　文爱东　王海峰　李朵璐　杨　勇
组织编写：中华医学会临床药学分会

中药吃对才健康——

这样用中药更安全更有效

分册主编：赵　杰
副主编：张晓坚　王婧雯　李朵璐　袁秋贞
编　　委：（以姓氏笔画为序）

王婧雯　甘雪峰　乔　逸　任　啸　李朵璐　李耀辉　张晓坚　张晶敏
周春梅　赵　杰　赵瑾怡　姚敏娜　秦崇臻　袁秋贞　柴玉娜　殷　英
郭　超
审校专家：杜延军　王　娟

中药吃对才健康

这样用中药
更安全更有效

丛书总主编·赵杰

名誉总主编：阚全程
组织编写：中华医学会临床药学分会
分册主编：赵　杰

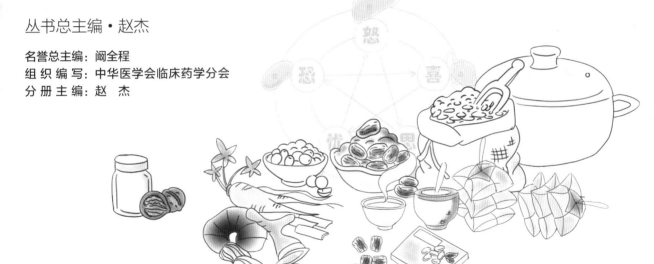

人民卫生出版社
·北京·

阙序

药物的使用在疾病的预防、诊断、治疗中几乎贯穿始终。根据 2019 年世界卫生组织公布的数据，由用药引发的不良事件是全球导致住院死亡和伤残的重大原因之一，全球 1/10 的住院人次由药物不良事件导致，15% 的住院花费由药物不良事件产生。然而，83% 的药物不良事件是可以预防的，关键在于用药是否合理。根据调查，民众大多不了解正确的服药方法和服药原则，缺乏安全用药常识。因此，向大众传播合理用药的知识和理念，开展全民健康用药科普势在必行。

现代医学模式从传统的疾病治疗转向健康管理，健康教育变得尤为重要。党的十九大报告明确提出了"实施健康中国战略"，将"为人民群众提供全方位全周期健康服务"上升到国家战略高度。随着人们对用药安全愈加重视，用药科普宣传逐渐增多，其目的是要让民众对错误用药行为从认识上、行为上

这样用中药更安全更有效
中药吃对才健康

作出改变。科普看似简单，其实不然，做好科普是一项高层次、高难度、高科技含量的创造性工作。优秀的科普读物应具备权威、通俗、活泼的特征，然而，目前市售的用药科普读物普遍存在内容不严谨、语言不贴近百姓、可读性不佳、覆盖人群不全面等问题。

《一生健康的用药必知》系列科普丛书是在国家大力倡导"以治病为中心"向"以人民健康为中心"转变的背景下应运而生的，由中华医学会临床药学分会专业平台推出，组织全国各专业药学专家精心策划编写而成。全套丛书聚焦百姓用药问题，针对常见用药误区和知识盲点，把用药的风险意识传递给民众，让民众重视用药问题，树立起合理用药的理念。其内容科学实用，使读者阅读后对全生命周期的每一环，以及常见生活场景中出现的用药问题都能有所了解。这套丛书在表现形式上力求生动活泼、贴近百姓；在语言表达上力求通俗易懂、简洁明了，面向更广泛的受众，帮助民众树立健康意识。可以说，本套丛书的出版必将对促进全民健康、提高国民教育水平，产生全局性和战略性的意义。

本套丛书的撰写凝聚了所有编者的智慧和辛劳，在此向你们致以衷心的感谢和诚挚的敬意！

杨序

作为一名医务工作者，我始终关注着中国老百姓的用药安全和科普教育。我国医学科普传播与欧美发达国家相比，仍然处于相对落后状态。国家统计局 2019 年数据显示，我国公众具备基本科学素养的人数虽较之前有了大幅提升，达到了 8.47%，但仅相当于发达国家 10 年前的水平。随着生活水平的提高，民众健康意识开始觉醒，新媒体的发展也使科普工作有了更丰富、更灵活的方式。但面对漫天的"医学科普"、良莠不齐的海量信息，普通民众有时难以分辨。更有甚者，一些打着医学科普旗号的"伪科学"和受商业利益驱使的所谓"医学知识"大行其道，严重误导民众。另外，当前市面上见到的多数药学科普书籍还存在表现形式不够生动活泼、专业术语晦涩难懂等问题，让大多数读者望而生畏，使药学科普很难真正走进老百姓的生活。

今天，我欣喜地看到，由中华医学会临床药学分会倾力打造的《一生健康的用药必知》系列科普丛书，汇集了中国临床药学行业核心权威专家倾心撰写，为读者提供了值得信赖的安全合理用药知识。丛书突破了目前市面上医学科普书题材单一、语言枯燥、趣味性差等缺点，以大众用药需求为引领，站在用药者的角度，针对读者在全生命周期可能遇到的用药问题与困惑，用最通俗的语言，做最懂百姓的科普。把晦涩的医药知识变得浅显易懂、活泼轻松，让百姓可以真正掌握正确用药方法。对于中华医学会临床药学分会对我国药学科普事业所做出的努力和贡献，我深感欣慰，感谢编委会全体人员的辛勤付出，将这样一套易懂实用、绘图精良、文风活泼的药学科普图书呈现给广大读者，为百姓提供了指掌可取的药学知识。

如今，政府对科普事业高度重视、大力支持，人民群众对用药健康的关注日益迫切，可以说，《一生健康的用药必知》系列科普丛书正是承载着百姓的期望出版的。全民药学科普是一项系统工程，新一代的药学同仁重任在肩，担负着提升公众安全用药意识、普及合理用药知识的重任。为了让公众更直观地接触药学知识，提升公众合理用药的意识，新时代的药学科普工作者应努力提高科普创作能力，不断提升科普出版物的品牌影响力，更广泛地发动公众学习安全用药的知识，让药学科普普惠民生。

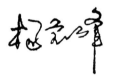

赵序

要建设世界科技强国，科技创新与科学普及具有同等重要的地位。但我国的科普现状令人担忧，一方面我国公民科学素养较发达国家偏低，同时虚假广告、"伪科学"数不胜数，严重误导民众，甚至出现"科普跑不过谣言"的局面。另一方面，现有的科普读物普遍存在专业性强、趣味性弱、老百姓接受度低的现象，最终导致我国科学普及度不高。药学科普是健康科普的重要组成，做好药学科普工作是我们这一代中国药学工作者的责任和使命。

什么样的药学科普能走进百姓心里？我想，一定是百姓需要的、生活中经常遇到的用药问题。中华医学会临床药学分会集结了全国临床药物治疗专家及一线临床药师力量编写了《一生健康的用药必知》系列科普丛书，目标是打造中国最贴近生活的药学科普，最权威的药学科普，最有用的药学科普。这

这样用中药更安全更有效
中药吃对才健康

套丛书以百姓需求为出发点，以患者的思维为导向，以解决百姓实际问题为目标，形成了 14 个分册，包含从胎儿、儿童、青少年、孕期、更年期直到老年的全生命周期的药学知识和面对特殊状况时的用药解决方案，其中所涉及的青少年药学科普、急救药学科普、旅行药学科普均是我国首部涉及此话题的药学科普图书。本套丛书用通俗易懂、形象有趣的方式科学讲解百姓生活中遇到的药学问题，让人人都可以参与到自身的健康管理中，可大大提升民众的科学素养。

《国务院关于实施健康中国行动的意见》中明确提出，提升健康素养是增进全民健康的前提，要根据不同人群特点有针对性地加强健康教育，要让健康知识、行为和技能成为全民普遍具备的素质和能力，并同时将"面向家庭和个人普及合理用药的知识与技能"列为主要任务之一。中华医学会作为国家一级学会，应当在合理用药科普任务中、"健康中国"的战略目标中贡献自己的力量。在此，感谢参与此系列丛书编写的所有编者，希望我们可以将药学科普这一伟大事业继续弘扬下去，提高我国国民合理用药知识与技能素养，为实现"健康中国"做出更大贡献。

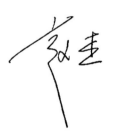

前言

　　中医药是中华民族的瑰宝，凝聚着深邃的哲学智慧和中华民族千年的健康养生理念及实践经验。随着人口老龄化进程的加快及人们对亚健康关注度的增加，在日常生活中运用基本的中医药理论知识和技能，获得养生保健及防治疾病的效果，是提高我国民众生命质量的重要手段。然而，我国民众的中医药保健素养还有待提高，中药科普还有很长的路要走。目前主要存在以下问题：第一，中药科普团队鱼龙混杂，缺乏专业团队。第二，科普信息来源不可靠、良莠不齐，伪养生信息层出不穷，导致中药知识真伪难辨，遭受群众质疑和信任危机。第三，现有中药科普晦涩难懂，可操作性较低。因此，通俗易懂、容易掌握的实用型中药知识科普，是群众迫切需要的，这对提高群众中药素养、振兴中药发展及实现全民健康具有重要意义。

　　《中药吃对才健康——这样用中药更安全

更有效》为《一生健康的用药必知》系列科普丛书之一，由中华医学会临床药学分会组织编写，汇集了全国 20 余名一线中药专家学者丰富的临床用药经验，做到了以专业团队传递科普知识。本书包含三部分：第一篇 中药的常见误区：由于中药科普信息的良莠不齐，许多错误的中药知识深入人心，"纠错"是"立本"的前提，是树立新知识的开始。这一部分将针对百姓普遍存在的错误认识，进行科学纠错。第二篇 常见疾病中药治疗的用药必知：中药流传千年，在治疗疾病方面有着特有优势及不可替代性，本篇以常见疾病为例，讲解如何运用中药基本理论治病防病。第三篇 治未病，中药来帮忙：中医药强调"上医治未病，中医治欲病，下医治已病"，即中医历来防重于治，医术最高明的医生是能够预防疾病的人。因此，中药治未病的理念在日常生活养生保健中的运用是全面提升百姓健康素养的重要举措。

全书以百姓生活中常见的中药问题为例，用通俗易懂的语言，生动有趣的图画，回答老百姓对中药的困惑，给出切实可用的方法，让百姓"看得懂、学得会、用得上"中药，力求有效提升全民的中医药文化素养，让中医药在中华民族伟大复兴的征程中作出新的贡献。

中医药文化是中国优秀传统文化的重要组成部分，作为中国人，我们很幸运地拥有两套医学体系来维护我们的健康。作为中国人，我们同样有责任和义务推广中国文化，传播中医药文化，让中医药不仅庇佑中华民族走过千年，更可惠泽世界。

编者

2023 年 3 月

目录

目录

第
三
篇

治未病，
中药来帮忙

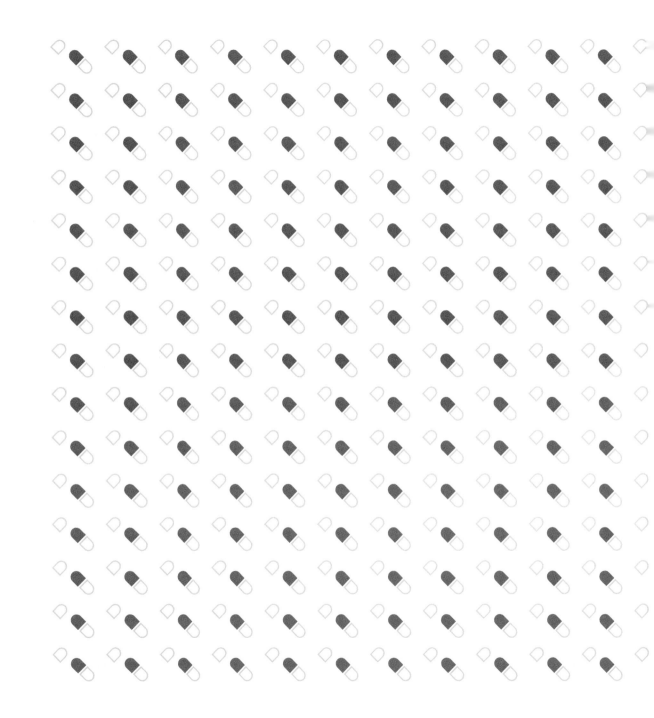

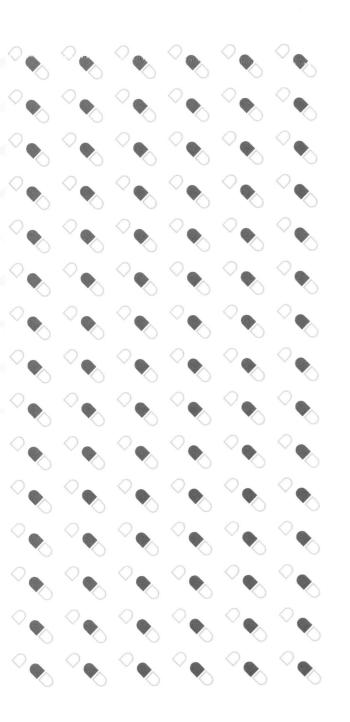

第
一
篇

中药的
常见误区

1.1

误区一：中药起效一定比西药慢

中药vs西药

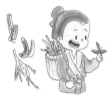

很多人有这样一个根深蒂固的观点：中药起效比西药慢。甚至有些医务人员也这样认为，给大家造成了很大的误解。人们生了病往往先看西医，吃西药、输液、手术……到了久治不愈的时候，才会考虑来看中医。中药起效真的就比西药慢吗？答案当然是否定的。麻黄汤出自《伤寒论》，用于风寒束表，症见恶寒发热，已有上千年的历史了。麻黄汤使用的原则是"中病即止，不可过服"，一般一两剂药即可解决问题。临床

上用于急、危症治疗的中药制剂更是不胜枚举，如速效救心丸、复方丹参滴丸、安宫牛黄丸、苏合香丸等。近代以来，由于中药汤剂存在服用不方便、口味不易被广泛接受、中医理论晦涩难懂等问题，治疗急、危症的中药慢慢退出了主力军，逐渐被现代西药和医疗器械所取代，人们也接受了这种观点，但这并不代表中药起效慢。下面我们就一起来看看其中的道理。

一、中医的治病原理与西医不同

西医看病开药遵循各类疾病指南、专

中医

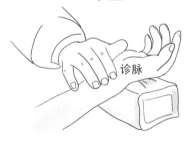

诊脉

中医的诊断依据是望闻问切，
以身体整体为基础，
以"证"的"病因"为靶标，治疗疾病，
这就是中医的"整体观"

西医

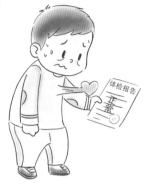

西医以精细的"微观"视角，认识人体，认识疾病，治疗疾病

家共识、临床路径等，属于标准化作业。而中医则以阴阳五行为理论基础，将人体看成是"气""形""神"的统一体，中医理论认为，任何疾病的发生发展过程都是由于致病因素作用于人体，引起机体阴阳偏盛偏衰，脏腑经络功能失常的结果。中医通过"望闻问切"四诊合参的方法，探求病因病机及人体内五脏六腑、经络关节、气血津液的变化，判断邪正消长，进而归纳出患者的个体证型，以辨证论治为原则，制定治法使人体达到阴阳调和而康复。故中药起效快慢

与医师的诊疗水平、遣方用药的经验有很大的关系。

二、中药剂型不同，疗效快慢有别

中药材要应用于临床，需要被制成各种剂型，中药剂型不同，疗效快慢有别。中药传统剂型有以下几种：

1. 汤剂　汤剂是将中药饮片加水煎煮去渣后饮用的液体剂型。中药汤剂最早出现在商朝时期，是中医应用最早的一种剂型。汤剂组方灵活，制备简单易行，可随证加减，适用于病情较

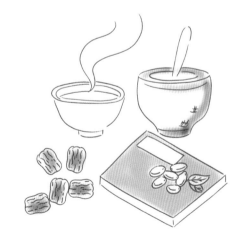

急而亟需荡涤病邪或扶持正气的病症治疗。如桂枝汤解肌发表、黄连解毒汤泻火解毒、独参汤补虚固脱等。汤剂也是中医临床使用最多的剂型。

2. 散剂　散剂是将一种或多种药物粉碎混匀而制成的粉状药剂，是中成药的基本剂型，散剂具有起效快、吸收度高、剂量增减方便的优

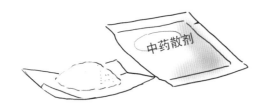

势。中医临床常将散剂应用于脾胃病的调理和某些气机紊乱疾病的治疗，如参苓白术散益气健脾、逍遥散疏肝解郁等。散剂既可内服，也可外用。中医外科常用的散剂有生肌散、金黄散等。

3. 丸剂　丸剂是指将药材的细粉末或提取物加水、蜂蜜、面糊或蜂蜡等合适的黏合剂拌制成的类球形制剂，常见的丸剂有水丸、蜜丸、水蜜丸、糊丸、蜡丸等。丸剂一直在中药剂型中占有重要地位，我国最早的丸剂见于先秦时期的

《五十二病方》，最早的丸剂理论则见于《神农本草经》，即"药性有宜丸者"。丸剂服用简单、携带方便，更具有作用持久的特点，因此临床一般将其用于慢性或虚弱性病症的调理，如人参养荣丸调补气血、安神补心丸补血安神等。此外，某些有毒或芳香走窜等药物制成的丸药可用于急、危、重症的治疗，如安宫牛黄丸开窍醒神、苏合香丸芳香开窍等。

4. 膏剂　膏剂是最常见的传统中药剂型之一，有内服和外敷两种。内服膏剂又称膏滋，通过向浓缩的药液中加糖或蜂蜜制成，具有服

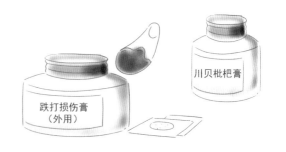

用方便、吸收快的特点。《金匮要略》中的大乌头膏、猪膏发煎是对内服膏剂最早的记载。外敷膏剂通常称为膏药，是中医外治法中常用的药物剂型，常具有良好的附着性和涂展性，多用于皮肤、疮疡，以及内科、妇科多种病症的治疗《黄帝内经》中就有"马膏"外用的记载。

对于中药剂型的用法，古人总结为："汤者荡也，去大病用之；散者散也，去急病用之；丸者缓也，不能速去之，其用药之舒缓，而治之意也。"中药剂型不同，疗效快慢有别。

三、掌握治疗疾病的主动权——上工不治已病治未病

"上工"又称"大医"，即指良医。"上工不治已病治未病"这句话不只是强调"重在预防"，而是体现了一种治疗策略。如嗓子有点干痒时就服用银翘解毒颗粒；经常叹气说明肝气不舒，可以服用逍遥丸调理；此"未病"与平常健康之人"无病"有别，即有患病的因素存在，将病未病。高明的"上工"，能够预见和分析出"将病"的各方面因素，从而防其病作。同时，

"上工治未病"包括未病先防、已病防变、已变防渐等多个方面的内容，这就要求人们不但要治病，而且要防病；不但要防病，而且要注意阻挡病变发生的趋势，并且在病变未产生之前就想好能够采用的救急方法，这样才能掌握治疗疾病的主动权。

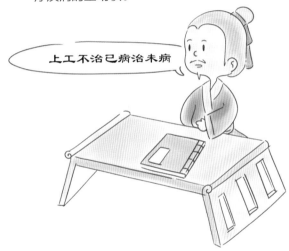

上工不治已病治未病

总之，中医治病在于迅速、及时。要做到"见微得过，用之不殆"，就是指在疾病初起的时候，便能知道病邪之所在，及时进行治疗，防止病情发展到沉重或危险的境地。

陕西省中医医院：任啸

1.2

误区二：
中药越"名贵"越好

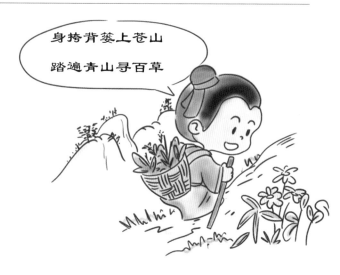

身挎背篓上苍山
踏遍青山寻百草

中医养生治病讲究辨证论治，即根据自己的病情、体征选择合适的药物来治病或调理。如不根据自身的情况盲目选择名贵药味，不仅不能强身健体，甚至还可能会起到相反的作用。

一、中药越贵并不代表药效越好

中药的药效绝对不是越贵就越好。不可否认，冬虫夏草等名贵中药在某方面有较好的药效，但是其高昂的价格主要是因为它们的稀有程度，而不完全是因为它们的药效。简单来说，这些名贵中药大多是"物以稀为贵"。中药天麻、石斛、白及为兰科植物，因自然产量小，价格昂贵，但自从人们掌握了天麻培育菌种技术后，天麻产量扩大，价格急剧下降，从每公斤百余元降到每公斤十几元（1 公斤 = 1kg）。又如猪苓以天然药材入药时为 400 元 /kg，实现人工繁殖后为 80 元 /kg。中药材市场价格多受种植成本、自然灾害、产量、质量检测等因素影响而波动。有些药源不可再生，濒临灭绝，即便付出昂贵的代价，也难求一药在手。

因此，患者根据自己的病情、体质选择合适的药物才是关键。比如大家都熟知的贵重中药材冬虫夏草，它并不是包治百病的灵丹妙药，中

这样用中药更安全更有效
中药吃对才健康

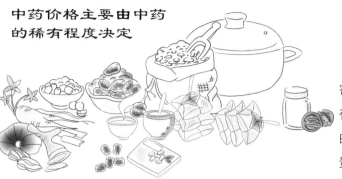

中药价格主要由中药的稀有程度决定

1. 冬虫夏草"替身"——蛤蚧、金蝉花。

冬虫夏草既非虫，也不是草，它是一种真菌寄生在蝙蝠蛾科昆虫幼虫上形成的复合体，具有补肾益肺、止血化痰的功效，归肺、肾二经。由于资源短缺及用量增加，虫草的价格非常昂贵，自古就有"软黄金"之称。与虫草功效类似的中药是蛤蚧。蛤蚧为壁虎科动物蛤蚧除去内脏的干燥体，具有助肾阳、益精血、补肺气、定喘咳的功效，可代替虫草用于治疗虚喘劳嗽及肾阳不足、精血亏虚引起的阳痿等症，且疗效较为显著。

冬虫夏草"替身"——蛤蚧、金蝉花

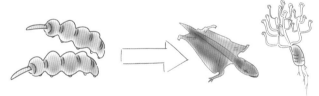

医认为其味甘，性平，具有补肾益肺、止血化痰的功效，适用于肺虚、肾虚或肺肾两虚引起的肾虚阳痿、肺虚久咳、病后体虚、自汗等病症。如果患者表现为高热、狂躁、声高气粗、咳嗽痰多等"实证"，或体质偏实热者，则最好不要吃，盲目进补可能会加重病情。

二、"大牌"中药的"平民"替身

绝大多数名贵中药的功效并非独一无二，在实际的临床应用中，很多价格便宜的中药完全可以代替名贵中药使用而并不会降低疗效。

金蝉花性寒、味甘，具有散风热，定惊镇痉等功效。早在宋代的《证类本草》上就有其治疗小儿夜啼惊风的记载。它是一种与冬虫夏草功用相似的珍贵中药材，但相较于动辄上万元的冬虫夏草而言，价格已经"亲民"多了。现代科学家对其进行了现代科学研究，扩大了其治疗范

围，临床上可用于抗氧化、抗衰老、抑制肿瘤、降低尿微量白蛋白、提高机体免疫力等。

2. 人参"替身"——党参。

人参为五加科植物人参的干燥根和根茎，性味甘、微苦，微温归脾、肺、心、肾经，具有大补元气、补脾益肺、生津止渴、安神益智等功效。党参为桔梗科植物党参、素花党参或川党参的干燥根，味甘、性平，具有补中益气、健脾益肺、生津等功效，除了不能替代人参用于危重症的抢救之外，党参在其他方面可一定程度上替代人参。

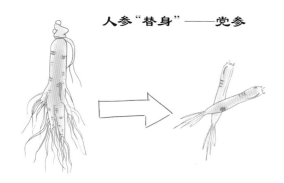

人参"替身"——党参

3. 鹿茸"替身"——鹿角、鹿角霜、肉苁蓉、韭菜子、巴戟天。

鹿茸为鹿科动物梅花鹿或马鹿的雄鹿未骨

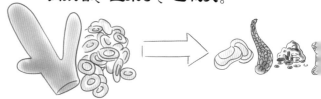

鹿茸"替身"——鹿角、鹿角霜、肉苁蓉、韭菜子、巴戟天。

化密生茸毛的幼角，前者俗称"花鹿茸（黄毛茸）"，后者俗称"马鹿茸（青毛茸）"。花鹿茸市场价格比马鹿茸较贵，二者均可壮肾阳、益精血、强筋骨、调冲任、托疮毒。在补肾助阳方面，和鹿茸功效相似的有鹿角、鹿角霜等，可在一定程度上代替鹿茸，但由于药力薄弱，药量应适当增加，可治疗虚损、耳聋、腰膝酸痛等症。

除以鹿为基源的中药可以相互替代外，在补肾壮阳方面，肉苁蓉、韭菜子、巴戟天等都可以部分代替鹿茸治疗肾阳虚、精血不足证。如阳虚体质老人冬季多用鹿茸养生，但也可用肉苁蓉羊肉粥来代替，口味、口感都不比鹿茸做成的药粥差。

4. 藏红花"替身"——红花或者益母草。

藏红花具有活血化瘀、凉血解毒的功效。普通中药红花已经价格偏贵，而藏红花更是昂

这样用中药更安全更有效
中药吃对才健康

藏红花"替身"——红花或者益母草

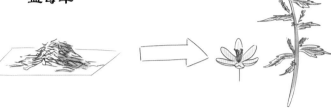

贵。相比之下，价格只相当于红花五分之一的益母草其实也有不错的活血化瘀的效果。而且，在用于女性血瘀型痛经等病症时，益母草比红花效果还好。

5. 川贝母"替身"——浙贝母。

川贝母和浙贝母名字相近，功效也相近，但是川贝母的价格却是浙贝母的 10 倍左右，因此，临床上在治疗咳嗽时，大多都可以用浙贝母代替川贝母来用。对于咳嗽伴有咯黄痰的情况，用浙贝母的效果反而比川贝母更好。

川贝母"替身"——浙贝母

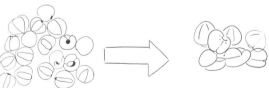

6. 犀牛角"替身"——水牛角。

犀牛角是传统的珍稀药材，有清热、凉血、定惊、解毒的功效。因为涉及濒危动物的保护，现代中药处方里已经没有犀牛角这一味中药了，取而代之的是"水牛角"。二者成分相似，药效也相当。诚然，水牛角药力略逊于犀牛角，但是从临床应用的效果来看，作为犀牛角的"替身"，水牛角是相当"称职"的。

犀牛角"替身"——水牛角

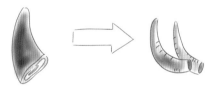

中医讲究辨证论治，中药有温热寒凉之别，病症有阴阳虚实之辨，患者体质也各有所异，不能胡乱进补，药材的作用要和患者的需求一致，不一定贵的就是好的，适合的才是最好的。因此，无论是治病还是进补，涉及药物时，还需在专业医师指导下使用。

陕西省中医医院：任啸

1.3

误区三：
药方"越老"越靠谱

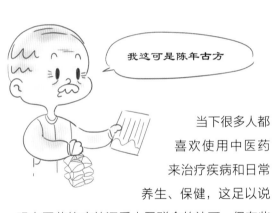

我这可是陈年古方

当下很多人都喜欢使用中医药来治疗疾病和日常养生、保健，这足以说明中医药的疗效深受人民群众的认可。但有些人在选择应用中医药治病强身的过程中存在一些误区：偏信古方，认为药方"越老"越靠谱。古方在当时的历史背景下，可治疗的一些疾病，放在当下并非完全合适，金代张元素在《医学启源》中指出："古方今病，不相能也"，其本意亦为矫正套用古方之弊，该学术思想对后世影响深远。反对药方"越老"越靠谱的理由有三点：

一、古今疾病谱之"变"

在很多人的印象中，能流传千年的经典药方都是好的，但是大家要认识到，古代导致人类疾病的主要原因多为传染病（感染性疾病）、营养不良等。随着人类生产力、生活水平和医疗水平的不断发展，现今人类的疾病谱已经发生了变化，多以慢性疾病为主，如高血压、糖尿病、冠心病等。随着古今疾病谱的改变，在疾病治疗方法、方式上发生改变也是必然的，迷信古方容易出现"古方今病，不相能也"的局面。而且，经过历代医者的不断实践和创新，中医药有很多新成果，过去解决问题使用的方子有些通过改进能更好、更快地解决问题，副作用更少。所以，不论经典药方还是新药方，对证才是最重要的。

二、古今中药之"变"

由于众多的历史原因，药物品种的内涵一

这样用中药更安全更有效
中药吃对才健康

直在不断发生着变化，这种"方未变而药多变"的特殊发展，造成了古方与药物之间的脱节，产生了药方与用药之间的矛盾。如芍药，后世发展为白芍、赤芍；贝母，明代以前皆统称为贝母，直到清代才正式提出浙贝母、川贝母之名。随着古今中药种类的不断发展，亦会影响到古今疾病的治疗。从《神农本草经》记载的 365 味中药到《中华本草》收入的 8 980 味，体现了中药的不断发展。《中华本草》是迄今为止所收药物种类最多的一部本草专著，代表了我国当代中医药研究最高和最新水平。2019 年全国第四次中药资源普查已在 31 个省（自治区、直辖市）2 000 余个县进行调查，累计普查到1.3万多种野生药用资源，药物种类在数量上翻了几十倍。其中舶来药物对中医药产生了深远影响，即便在当今常用的约 400 味中药中，舶来药物也超过了 10%。如汉代引入的沉香、丁香、郁金、

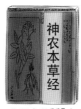

收载中药365味

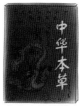

收载中药8980味

薏苡仁，唐代引入的胡椒、鹤虱、三棱、莪术、降香，宋代引入的荜茇、荜澄茄、肉豆蔻、白豆蔻、胡黄连，元代引入的西红花，明代引入的番木鳖，清代引入的西洋参，近现代引入的半边莲、水飞蓟等。大量舶来药物的引入，不但丰富了我国的药用资源，也丰富了临床用药经验。由此可见，古今中药不仅有原植物品种、名称及药用部位的改变，还有舶来药物的引入；因此"古方今病，不相能也"不只局限于中医治疗疾病的疗效领域，同时在中药发展史上也具有十分重要的意义。

三、古方经过临床实践与科学研究，改良后疗效更胜古方

从扁鹊到华佗，从东汉末年张仲景的《伤寒杂病论》载方 314 首，到唐代药王孙思邈集唐以前的医药文献，并结合个人经验，编撰《备急千金药方》与《千金翼方》，前者载方 5 300 余首，后者载方 2 000 余首，从吴又可到李时珍……他们的千古名气，并非在于一成不变地沿用古方，相反，他们是在不断创新和补充的。现代科学研究也在促进古方的改进，比如源自宋朝

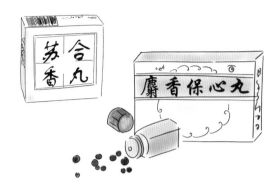

1.4

的苏合香丸，今人通过现代科学技术分析出药方中的有效成分和有害成分，剔除掉了含有汞元素的朱砂，改造为麝香保心丸，使其效果更好的同时，还进一步降低了毒性。此外，相比古方苏合香丸偏重综合保健（具有芳香开窍、行气止痛的功效，用于痰迷心窍所致的痰厥昏迷、中风偏瘫、肢体不利，以及中暑、心胃气痛）的药用价值，由人工麝香、人参提取物、人工牛黄、肉桂、苏合香、蟾酥、冰片7种药材配伍组成的麝香保心丸，对心血管疾病症状的改善更具有针对性。可以说，中药的现代化一定离不开发展的眼光，离不开与时俱进的创新。因此对老药方的迷信，不仅是误解了中药的生命力，也会耽误自己正确用药，影响获取理想的疗效。

西京医院：乔逸

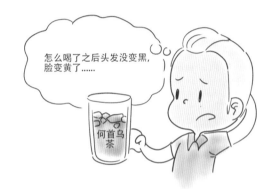

怎么喝了之后头发没变黑，脸变黄了……

何首乌茶

中药大多数来自天然动植物和矿物，经过不同方法的炮制，加之在中医理论指导下通过适当的配伍，在合理使用时一般很少发生毒副作用。《中国药典》和《中药学》教科书上，除了少数毒性峻烈、含有毒性成分的中药明确标注为大毒、有毒、小毒外，绝大多数中药并未标明其有毒，通常认为是无毒中药。然而，"无毒"中药是否一定就是安全的，可以随意服用呢？

一、正确认识中药，是保证中药安全有效的前提

正确认识中药是一个需要认真对待的问题，很多人对中药的认识不足，片面地认为没有标明毒性的中药就是绝对安全的。然而事实并非如此，无毒中药不等同于食物和营养物质，不可以随意吃。

1. 中药的来源　原始时代，我们的祖先在寻找食物的过程中，由于饥不择食，不可避免地会误食一些有毒甚至剧毒的植物，以致发生呕吐、腹泻、昏迷甚至死亡等中毒现象；同时也可因偶然吃了某些植物，使原有的呕吐、昏迷、腹泻等症状得以缓解甚至消除。经过无数次的反复试验、口尝身受，人们逐步积累了辨别食物和药物的经验，也逐步积累了一些关于植物药的知识，这就是早期植物药的发现。后来，进入了以

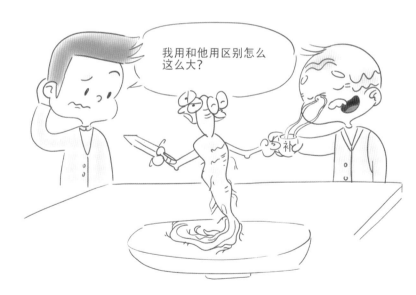

第一篇

中药的常见误区

狩猎和捕鱼为重要生活来源的渔猎时代，人们在吃到较多动物的同时，也相应地发现了一些动物具有治疗疾病的作用，这就是早期动物药的发现。进入农业、畜牧业时代，由于种植业、饲养业的发展，人们发现了更多的药物，用药的知识也不断丰富，从而形成了早期的药物疗法。中药就是这样不断发展起来的，因此可以说，中药的起源是我国劳动人民长期生活实践和医疗实践的结果。故有"神农尝百草之滋味，水泉之甘苦，令民知所避就，当此之时，一日而遇七十毒"之说。

2. 中药的四气五味　中药的四气五味是我国历代医家在长期医疗实践中所总结的用药规律。四气指药物的寒、热、温、凉四种特性，又称四性。寒凉和温热是两种对立的药性，而寒与凉、热与温之间只是程度的不同。另外还有平性，即药性平和。一般寒凉药多具清热、解毒、泻火、凉血、滋阴等作用，主治各种热证。温热药多具温中、散寒、助阳、补火等作用，主治各种寒证。例如，一个人出门淋了雨，受了凉，手足发冷，面色发白，浑身很不舒服，这就是受了外部寒邪产生的病症。回家后，煮碗姜汤喝下，

身上顿感暖乎乎的，出了一些汗，便感到身体轻松了，不再怕冷，病也好了。这就能体现出生姜是一味温热性的药物。五味指药物的辛、甘、酸、苦、咸五种味道，它是药物真实味道的反映，其中酸收涩，苦燥湿，甘缓急，辛发散，咸软坚。

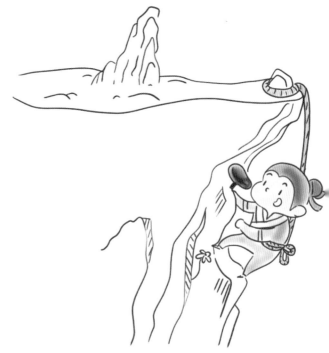

"神农尝百草之滋味,水泉之甘苦,
令民知所避就,当此之时,一日而遇七十毒"

这样用中药更安全更有效
中药吃对才健康

3. 中药的药效　中药取自于大自然的植物、动物、矿物等。中药的药效会因其药用部位不同而功效不同，如莲藕全身皆可入药，但功效却有各自不同的倾向：鲜藕能止血、解渴、解酒毒，藕节能止血，莲子肉能滋养、安神，莲子心能清热、安神。中药的药效会因加工炮制方法不同而功效不同，如新鲜的生地黄（又称鲜地黄）有滋阴、清热、凉血的功效；经过蒸熟的生地黄叫熟地黄（简称熟地）有补血、滋阴的功效。中药的药效因产地不同而不同，如产于河南的怀牛膝，其强筋骨、治腰膝酸痛的效果较好，而四川的川牛膝活血祛瘀作用更好一些。中药的药效因配伍不同而功效不同，如生姜配半夏，可减弱半夏的毒副作用。

4. 中药的毒性　除了因毒性峻烈或含有毒性成分被标注为大毒、有毒、小毒的中药外，"无毒"中药在产地、种植、品种、采集时间、炮制方法等因素把控不好时，也会产生毒副作用，如炮制不到位、重金属超标、掺入伪品等。另外，药物的气味有厚薄之别，因此作用有强弱之分，中医将药物的偏性谓之毒。《类经》云"药以治病，因毒为能，所谓毒药，是以气味之有偏也"。古人也说，"是药三分毒"，此"毒"是指药物的作用偏性，也是药物的特性。药物的偏性可纠正人体失衡的阴阳状态，治疗对应的病症。

一些毒性较为剧烈的中药已经引起了大家的重视，如附子、川乌、草乌等，但无毒中药如使用不当，也可能会对人体造成一定的损害，这一点并未引起大家足够的重视。一些药食两用的中药，如生姜、大枣、蜂蜜等，实践证明其一般情况下不具有毒副作用，可以作为食疗方法长期服用，然而这类中药毕竟是少数。其实，西药所表现出的毒副作用和不良反应，中药也都有，从较轻的过敏反应到较严重的肝肾功能损伤，甚至致死都有可能发生。所以，如果想用中药来调理身体还需请专业的中医师或中药师来辨证论治，购买正规的中药来调理身体，才能保证中药的安全有效。

二、遵守中药的使用原则，才能避免受到药物的伤害

1. "无毒"中药不能滥服　自古至今，服用

中药进补的人士络绎不绝，大多数补益类中药中确实含有一定的营养成分，可以作为体质虚弱者的有效补充，但无毒的滋补中药也不应随意滥用，超量滥用补药会造成一系列的问题。清代名医徐灵胎认为："虽甘草、人参，误用致害，亦毒药之类"。甘草、人参二药在典籍中均记载为无毒，但并非就是绝对安全的，临床上曾报道过因过量服用人参导致的"人参滥用综合征"。前些年国内外报道的所谓中药毒副作用，多数是因无视中药的药物偏性，片面地认为无毒中药是绝对安全、无任何害处的，没有经过中医师辨证论治大剂量滥用，结果导致产生了一些毒副作用，损害了机体健康，于是他们又转而认为中药是有毒有害的。这种观点是片面的，中药不应单纯地理解为是纯天然物质，是绝对安全无害的。同时也不应该片面地认为中药含有毒性成分，具有毒副作用不能使用。更不能将无毒中药特别是一些补益类中药简单地等同于蛋白质、淀粉、葡萄糖等营养成分食用。

2. 中药未经专业医师指导不可长期应用　中医历来讲究"中病即止"，两千年前《黄帝内经》就提出："大毒治病，十去其六，常毒治病，十去其七，小毒治病，十去其八，无毒治病，十去其九。"药物过量使用反会损害正气，剩余的一分病，要用谷类、肉类、果类和蔬菜类日常饮食来调养，如果用谷、肉、果蔬而不能尽除时，再按病邪程度用药物治疗。特别是矿物类中药更容易产生蓄积中毒等不良反应，即使是防风、白术等常用中药长期应用也有发生不良反应的报道。因此，中药未经专业医师指导不可长期应用。

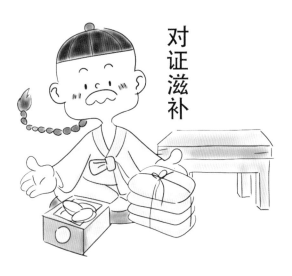

对证滋补

陕西省中医医院：甘雪峰

这样用中药更安全更有效
中药吃对才健康

1.5

误区五：
中药泡酒，越久越好

"酒为百药之长"，我国用酒治病和用酒制药的历史十分悠久，大约在周代就出现了"醪醴"，即药酒。所谓药酒，是指将处理洁净的中药材、饮片，按一定比例浸入到 50～60 度白酒中，所制得的澄明液体制剂。也有将中药材、饮片浸入黄酒、米酒或葡萄酒中，经过月余后，使有效成分溶解于酒中，除去药渣而得。药酒在保健养生、防病治病中发挥了很好的作用，许多人有自行泡制药酒的习惯。有不少人认为药酒要浸泡数月至 1 年以上，时间越长药材成分溶出越多，这样的药酒才有效果。中药泡酒真的是越久越好吗？自行泡制药酒应注意哪些问题呢？

一、中药泡酒并非越久越好

首先，药材长期浸泡，并不能增加药物的溶解度，反而还会造成药物有效成分被水解，损失部分药效。其次，药材长时间浸泡，酒精挥发后抑菌作用会显著降低，也可能导致药材发生霉变。喝下霉变的药酒会对胃肠及肝脏造成损伤，严重时可危及生命。

二、中药泡酒多长时间合适？

中药泡酒时间的长短，要根据药材种类、浸泡温度、所用酒的浓度以及保存条件而定。一般来说，药材浸泡的时间大多为 15～30 天，药酒颜色不再加深，说明药物的成分大部分已溶出。但质地致密的药材如人参、黄芪、当归等，为了使有效成分充分浸泡出来，时间比普通药材延长 7～15 天。如果是动物类药材如海马、蛤蚧等，浸泡的时间则需要更长，一般 30～60 天。

三、中药泡酒有哪些注意事项？

1. 酒的用量　药材与酒的比例应为 1：10～1：20，即每 10ml 酒中应含有 0.5～1g 原药材。质地较松散的药材吸水性较强，应多加些酒，如枸杞子应加入 20 倍量的酒进行浸泡；而质地坚实的药材由于吸水性较差可减少酒的用量，如人参加入 10～15 倍的酒浸泡即可。

2. 浸泡温度　温度对浸泡时间也有直接影响，温度高浸泡的时间短些，温度低则浸泡的时

不可随心所欲泡酒，乱服药酒可导致中毒

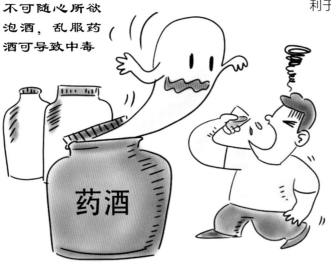

药酒

间应长些。因此，在刚开始泡制药酒时不应放入冰箱，因为这样会影响药效成分的溶出速度。此外，为加速药物有效成分的浸出、缩短浸泡时间，可在泡酒开始时，每日摇晃一次，一周后改为每周搅拌一次。

3. 酒的选择　建议使用 50～60 度的白酒，这个浓度的白酒不仅能杀死药材中存在的微生物，而且更有利于药材有效成分的溶出。随着酒精的挥发和药材中水分的溶出，药酒中酒精的浓度会降低，当泡至可饮用时，口感较温和，利于服用。如果选用酒精浓度较低的米酒或黄酒，应将药材和酒一起煮沸后再装瓶，这样才能起到一定的杀菌效果。

4. 放置要求　药酒应在低温、阴暗处密封储存，对于已开封的药酒，不宜长期放置，否则很容易发生变质。

5. 品质判断　浸泡时间过长的药酒是否发生了变质，该如何鉴定呢？可从色、香、味三方面进行判定。色，就是观察药酒的颜色有没有变

这样用中药更安全更有效
中药吃对才健康

黑、出现混浊。香，就是闻药酒的香气，是否保持醇香。味，就是口尝药酒有没有酸败味。对于变质的药酒，一定要及时倒掉，切不可服用。

四、哪些人不适宜饮用药酒？

药酒虽然具有预防和治疗疾病的作用，但不是所有人都能饮用，以下几类人群不适宜饮用药酒：

✕ 妊娠期、哺乳期妇女。

✕ 高血压、心脏病、消化性溃疡、肝肾功能不全或减弱的患者。

✕ 呼吸系统疾病、出血性疾病、皮肤病以及癫痫患者。

✕ 感冒、发热、咽炎和支气管炎发作期的患者。

✕ 驾驶、从事高空作业人群在工作期间应禁止饮用药酒。

✕ 青少年人群。

✕ 酒精过敏者以及酒精依赖性患者。

饮用药酒最好在医师和药师的指导下服用，切记不可滥饮。

西京医院：郭超

1.6

误区六：
自己煎药比代加工好

中药汤剂可根据病情变化在方剂的基础上加减化裁，灵活变通地使用药物，适应中医辨证论治、随症加减的原则，是中医的传统用药方式。然而一提到要煎中药，许多人就感觉很挠头。的确，中药的煎煮方法非常讲究，从器具到火候以及先煎后下、烊化冲服等，要准确地掌握煎煮方法，把中药煎好，对大多数人来说是有难度的，而且煎煮费时，服用携带不便，这让很多人对中药汤剂望而却步。不过值得庆幸的是，现在除了自己煎中药外，我们还可以选择代煎中药和中药配方颗粒。那么这三种方式各有什么优缺点？哪种更适合自己呢？

一、自煎中药、代煎中药和中药配方颗粒的比较

1. 自煎中药　根据医师的处方，将药房抓取并分包好的中药饮片带回家，自己用砂锅等容器分次煎煮并按时服用。

优点：与代煎中药相比，可根据解表药、补益药等不同药方，更精确地把握煎药的时间、火力、水量以及特殊煎煮方法（先煎、后下等）顺序，药效可靠。与配方

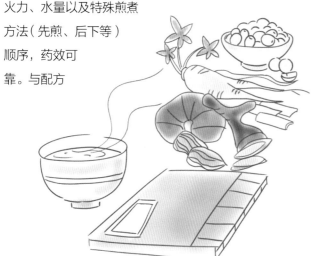

颗粒相比，在共同煎煮的过程中药物会发生物理化学反应，具有增加溶解性、增强疗效、降低毒性的作用，成本较低。

缺点：煎煮过程烦琐，对不熟悉煎煮方法的人，操作有一定难度，煎煮方法不正确，会影响疗效；煎煮时间长；煎好的中药保存时间较短，一般 1 ~ 2 天。

适用人群：煎煮经验丰富、对煎煮方法了解准确，日常时间比较充裕的人。

2. 代煎中药　根据医师的处方，将药房抓取并分包好的中药饮片使用机器煎煮，灌装后直接带回家服用。

优点：与自己煎煮相比，封闭式煎煮，减少了挥发性成分的损失；可以节约时间，携带方便；煎煮包装的过程，灭菌彻底，不易变质，保存时间较长，冷藏一般 14 天。与配方颗粒相比，同自煎中药中所描述的优点一样。

缺点：一次性煎煮 1 周或 2 周的药量，会影响药材的新鲜度。

适用人群：煎煮经验不足，日常生活、工作时间紧张的人。

这样用中药更安全更有效
中药吃对才健康

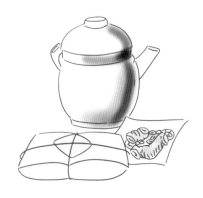

注意事项： 选择正规医院或药房代煎。

3. 中药配方颗粒　又称免煎颗粒，是由单味中药饮片经水提、浓缩、干燥、制粒而成，经中医临床配方后，供患者冲服使用。

优点： 与自煎、代煎中药相比，无须煎煮，即冲即服；安全卫生；独立包装，密封性好，可避免发霉、虫蛀等问题，储存时间长；携带方便。

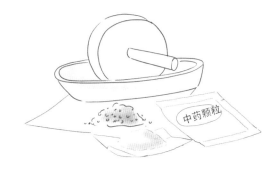

缺点： 价格偏高，患者经济负担较大；药物未经过共同煎煮，药效不完全等同于汤剂，与汤剂的等效性需进一步研究验证。

适用人群： 需要方便携带，在外出差、旅行的人。

总之，自煎、代煎中药和中药配方颗粒各有优缺点，应当结合患者病情和需求，进行妥善选择。

二、中药煎煮的方法

如果选择自己煎煮中药，需要对具体的加水量、浸泡时间以及火候等了解清楚，从而确保汤剂疗效。具体包括：

1. 煎煮用具　首选砂锅，其化学性质稳定，导热均匀缓和，不易与药物发生化学反应。此外，也可选用搪瓷锅、不锈钢锅或玻璃器皿。忌用铁、铝、铜等金属器皿，因金属元素容易与中药里的成分发生化学反应，使疗效降低，甚至产生毒副作用。

2. 煎煮用水　煎药的加水量第一煎一般以浸泡后淹没药材 3～5cm 为宜，第二煎以超过

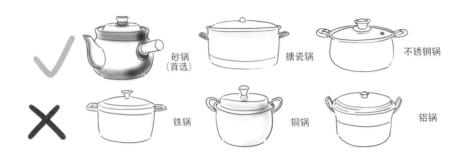

砂锅（首选） 搪瓷锅 不锈钢锅

铁锅 铜锅 铝锅

药渣表面 1~2cm 为宜。煎药时要注意防止药汁外溢及煳锅，不要频频打开锅盖，以尽量减少易挥发成分的丢失。

3. 煎前浸泡　饮片不需要清洗，但应当用水浸泡，浸泡时间一般不少于 30 分钟，还要根据药材自身质地轻重的差异分别对待。花、草、叶类可减少至 15 分钟；根茎、种子、果实及矿石、甲壳类药材宜浸泡 30~60 分钟。

4. 煎煮火候　一般是在未沸腾前用大火（武火），至煮沸后再改用小火（文火），保持在微沸状态，这样有利于有效成分的煎出。

5. 煎煮次数和时间　一般中药煎煮两次，因为两次能够煎出所含成分的 80% 左右。煎煮时间主要根据方剂的功能主治和药物的功效而定，一般第一煎大火煮沸后，小火再煎煮 20~30 分钟，趁热过滤留取滤液；第二煎大火煮沸后，小火再煎煮 15~20 分钟。

但要注意，解表药（以发散表邪为主要作用的中药，如麻黄、菊花等）、芳香类药物（具有芳香气味的中药，如藿香、艾叶等）、清热药（以清解里热为主要作用的中药，如金银花、板蓝根等）第一煎煮沸后再煎 15~20 分钟即可；滋补药第一煎大火煮沸后改小火煎煮 40~60 分钟，第二煎的煎煮时间应比第一煎的时间略短。

6. 特殊煎煮方法

▲ 先煎：贝壳类及矿石类药物（如石决明、龙骨等）宜先煎 30 分钟，有毒的中药（如附子等）宜先煎 1～2 小时后，再与其他药材同煎。

▲ 后下：一般含挥发性或热稳定性差的成分的中药（如薄荷、砂仁、钩藤等），在其他药

这样用中药更安全更有效

中药吃对才健康

材煎煮后，于煎好前 5～10 分钟时加入一同煎煮即可。

▲ 包煎：有些中药带毛（如车前子等）可能对咽喉产生刺激性；有些细小、质轻的中药（如蒲黄等）容易漂浮于水面不便煎煮；或者有些含淀粉、黏液质较多的中药（如车前子）若直接入水煎煮，则易糊锅。需要用纱布将药包好后放入同煎。

▲ 另煎：某些贵重药材（如人参等），为保存其有效成分可另煎。

▲ 烊化：是指将药物直接用煎好的药液溶化后服用或另放入容器内加少量水隔水炖化，再兑入其他药物同服。某些胶质和黏性大的药材（如阿胶等）需要烊化。

小贴士：烊化的操作方法

方法 1 把需要烊化的药物打碎，倒入煎煮好的药液后不停搅拌以助加速溶解。

方法 2 把需要烊化的药物打碎，放在一个小碗里，加适量水，放在锅里隔水炖。让碗里的水保持在沸点左右，并不停搅拌，直至其溶解，再混入其他药液同服。

▲ 冲服：入水即化的药（如芒硝等）、液体类药（如蜂蜜、饴糖等）及羚羊角、沉香等加水磨取的药汁，不宜入煎，应直接用开水或药汁冲服。

西京医院：姚敏娜

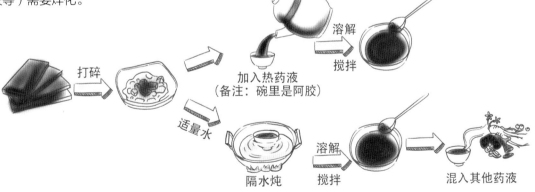

打碎　加入热药液
（备注：碗里是阿胶）　溶解　搅拌

适量水　隔水炖　溶解　搅拌　混入其他药液

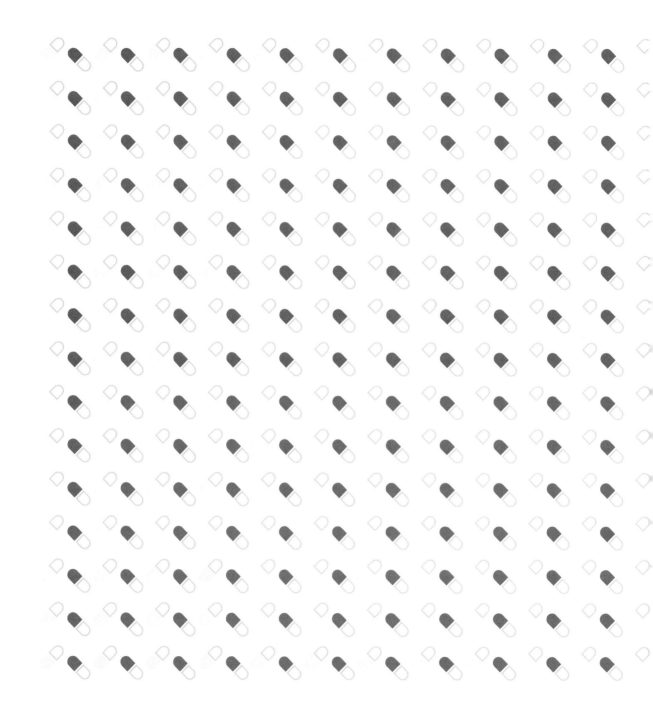

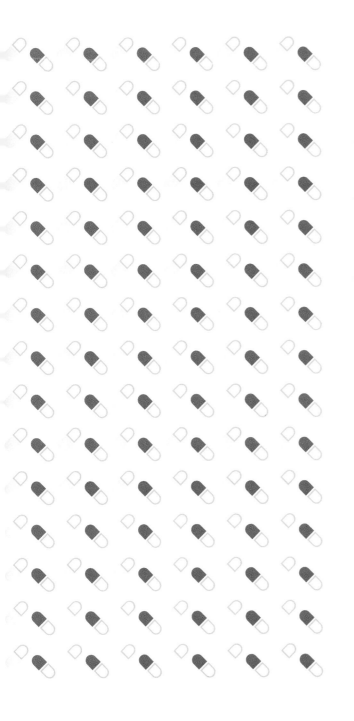

第
二
篇

常见疾病
中药治疗的
用药必知

2.1

感冒了，
选对中成药效果好

感冒是四季常见病，俗称"伤风"，主要症状为鼻塞、打喷嚏、流鼻涕、发热、咳嗽、头痛等，全年均可发生，一般多因气候变化、冷热失常加之人体卫气不固感受外邪而发病。感冒可因不同的季节、不同的人、不同的病因及症状分为多种类型，治疗感冒的中成药也因不同的适应证而分为不同类型。不辨证型地盲目使用感冒类中成药，甚至随意增加服药的剂量或是多种药物一起服用，轻则贻误病情，重则适得其反，造成一些副作用。因此，在使用中成药治疗感冒时，要注意辨证施治，对症选药。那么，感冒时到底该如何正确选用中成药呢？

一、感冒的类型有哪些？

感冒多因气候变化、寒暖失调，人体抵抗力减弱，卫气不固，病邪乘虚侵入所致。外邪之中，以风邪为主，常有兼寒、兼热、夹湿、夹暑、感染时疫病毒等兼证。因此，根据病情、症状一般分为风寒感冒、风热感冒、暑湿感冒、时行感冒以及体虚感冒。风寒感冒好发于冬季，治疗以辛温解表为原则；风热感冒易发于春夏两季，治疗以辛凉解表为原则；暑湿感冒多发生于夏秋两季，特别是夏季，治疗以清暑祛湿为原则；时行感冒即流行性感冒，相比风寒、风热、暑湿感冒，症状更严重，具有较强的传染性，四季皆可发生，冬春两季较常见；体虚感冒易发于体质虚弱者，以反复感冒为特征，治疗以扶正解表为原则。

二、鉴别感冒类型才能正确选药

治疗感冒的中成药以辛散解表的药物为主，

具有发散风寒或疏散风热、扶正解表、清热解毒等作用，适用于不同类型的感冒，应根据病情和证型合理选用。

1. 风寒感冒

【症状】风寒感冒主要表现为初起怕冷较重，发热较轻，头痛无汗，周身不适，关节疼痛明显，鼻塞声重，打喷嚏，流清涕，咳嗽，痰稀，咽喉发痒等症状。辨证要点是怕冷较明显，而发热不太明显或低热。

【治法】辛温解表，发散风寒。

【适用中成药】风寒感冒可选择感冒软胶囊、感冒清热颗粒、正柴胡饮颗粒、九味羌活

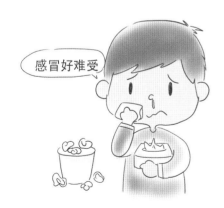

感冒好难受

颗粒、风寒感冒颗粒、荆防颗粒、葛根汤颗粒等进行治疗。

感冒软胶囊、感冒清热颗粒、正柴胡饮颗粒均可散寒解表，用于风寒表证。感冒软胶囊发散风寒，解表力强，用于风寒感冒重症，但体虚有汗的患者慎用；感冒清热颗粒兼清里热，多用于风寒感冒初期或轻症；正柴胡饮颗粒主要治疗风寒感冒初期的轻症，但内有伏热的患者不宜应用。九味羌活颗粒和荆防颗粒均可祛风散寒除湿，用于外感寒湿表证。九味羌活颗粒药力较强，兼清里热；荆防颗粒药力较缓。感冒软胶囊、葛根汤颗粒、风寒感冒颗粒的方中含麻黄，高血压、心脏病患者慎用。

2. 风热感冒

【症状】风热感冒主要表现为发热较重，怕冷较轻，有汗不多，头痛目胀，咳嗽痰黄，咽喉红肿疼痛，口干欲饮等症状。辨证要点是发热，体温较高，怕冷的感觉不太明显，咽喉红肿疼痛，口渴。

【治法】辛凉解表，疏散风热。

【适用中成药】风热感冒可选择银翘解毒颗

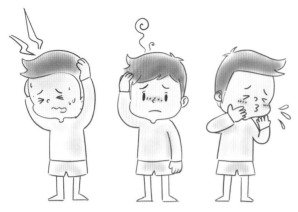

发热头痛、咽喉肿痛

粒、羚翘解毒丸、桑菊感冒颗粒、风热感冒颗粒、板蓝根颗粒、维C银翘片、清开灵胶囊、双黄连口服液、银黄颗粒、清热解毒颗粒、感冒清胶囊、连花清瘟胶囊、蓝芩口服液等进行治疗。

羚翘解毒丸解毒退热力强，用于风热感冒热证较重者；银翘解毒颗粒为辛凉平剂，较为常用；风热感冒颗粒利咽止痛明显，风热咽痛者最宜；桑菊感冒颗粒药力较缓，适用于风热感冒较轻证；双黄连口服液、银黄颗粒清热解毒的力量较强，治疗外感风热毒邪引起的发热，咽喉疼痛；板蓝根颗粒还可作为病毒性疾病的预防用药。

3. 时行感冒（流行性感冒）

【症状】时行感冒多偏风热重症，又称"重伤风"，为风寒感冒、风热感冒、暑湿感冒病情加重者。症状与风热感冒相似，主要表现为发病快，病情重，高热，怕冷寒战，头痛剧烈，肢体酸痛，疲倦无力等症状。

【治法】清热解毒，疏风透表。

【适用中成药】时行感冒可选择清瘟解毒丸、连花清瘟胶囊、清热解毒颗粒、清开灵口服液、维C银翘片、精制银翘解毒胶囊、双黄连口服液、板蓝根颗粒、抗病毒颗粒、复方双花口服液、银翘解毒颗粒等进行治疗。

维C银翘片用于风热感冒、重感冒、流行性感冒（流感），退热作用好，含对乙酰氨基酚，勿再重复服用含有对乙酰氨基酚的退热药；抗病毒颗粒用于风热感冒、病毒性感冒；连花清瘟胶

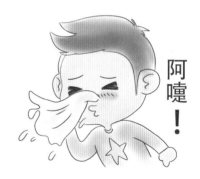

阿嚏！

囊用于治疗流行性感冒属热毒袭肺证；清开灵口服液用于风热感冒、流感、咽炎、扁桃体炎，退热较好；板蓝根颗粒用于风热感冒、病毒性感冒及咽喉肿痛。双黄连口服液用于风热感冒、流感、咽痛，有抑菌、消炎、解热、镇痛作用；复方双花口服液用于风热感冒、发热、急性扁桃体炎等。抗病毒颗粒和清热解毒颗粒均可用于病毒性感冒，抗病毒颗粒尤宜于热毒上扰，咽喉肿痛明显者，孕妇禁用；清热解毒颗粒清热泻火之力强，孕妇忌服。

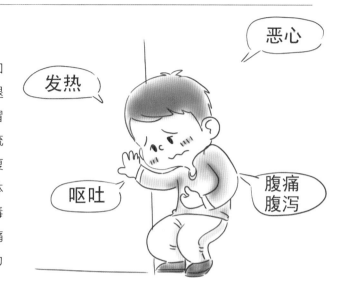

4. 暑湿感冒

【症状】暑湿感冒多因暑季炎热，乘凉饮冷，阳气被阴寒所遏，导致外感风寒，内伤湿滞。主要表现为恶寒发热，头痛头胀，胸膈痞满，腹痛肠鸣，呕吐腹泻，身乏无力，口淡无味，食欲不振等。辨证要点是发病季节在夏季，表现为头昏胀重，胸闷恶心。

【治法】芳香化浊，和中解表。

【适用中成药】藿香正气口服液（丸、水、软胶囊）主要应用于外感风寒，内伤湿滞的暑湿感冒或胃肠型感冒，有恶寒发热、胸闷、呕吐泄泻等症状，但忌用于暑热感冒、风热感冒或湿热霍乱者。

5. 体虚感冒

【症状】体虚感冒的症状略同于风寒感冒，以反复感冒为特征，一般多为气虚感冒，主要表现为恶寒发热，头痛无汗，鼻塞流涕，咳嗽痰多，肢体倦怠乏力，咳嗽咯痰无力等症状。辨证要点是平常体质虚弱，反复感冒。

【治法】益气解表，理气化痰。

【适用中成药】体虚感冒可选择玉屏风颗粒

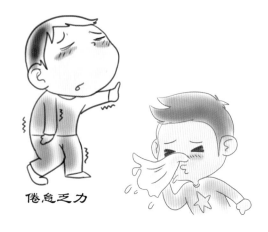

倦怠乏力

鼻塞流涕

和参苏理肺丸等治疗。

玉屏风颗粒为扶正解表药，可增强人体免疫力，用于气虚感冒；参苏理肺丸用于体质虚弱者的感冒，可扶正祛邪。

三、用药注意事项有哪些？

除了根据不同症状选择相应的药物之外，在用药时还应注意以下事项：

1. 服药前应仔细阅读药品说明书，清楚注意事项、用药禁忌，注意药物的成分，防止药物成分叠加。

2. 若选用的是中西药结合的复方感冒药，需避免与其他成分相近的西药同服。

3. 精制银翘解毒胶囊和维C银翘片含对乙酰氨基酚等西药成分，服用期间不宜饮酒或饮用含酒精的饮料，严重肝肾功能不全者禁用。

4. 含马来酸氯苯那敏成分的抗感冒中成药，如维C银翘片、感冒清胶囊等，有嗜睡、疲劳乏力等不良反应，在服药期间不得驾驶车船、登高作业或操作危险的机器。

5. 儿童是感冒的高发人群，家里最好常备儿童感冒药，如小儿感冒颗粒、小儿咳喘灵颗粒等，儿童剂量不能简单地用成人药减半，用药前应先咨询药师或医师。

6. 高血压、心脏病、肝病、糖尿病、肾病等慢性病严重者，儿童、年老体弱者、孕妇或正在接受其他治疗的患者，应在医师指导下服用感冒药。

7. 不宜在服药期间服用滋补性中成药。

8. 忌烟、酒及生冷、油腻食物。

9. 服药3天后症状未改善，或出现吐泻明显，有其他严重症状时应及时去医院就诊。

陕西省中医医院：李耀辉、周春梅

这样用中药更安全更有效
中药吃对才健康

2.2

上火了，该如何选择"降火"中药？

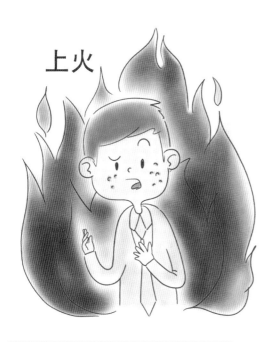

上火

上火，是中国老百姓最爱说的中医词汇之一。上火是一种俗称，属于中医学"火热证"范畴，指人体受到自然界风、火、热、燥等邪气侵袭，或由七情所伤、过食辛辣油腻、抽烟喝酒、精神压力大、缺少睡眠等因素引起人体阴阳失衡，出现一系列"热证"表现，如面红目赤、口舌生疮、牙龈肿痛、皮肤疖肿、失眠烦躁、尿黄便秘等症状，这就是俗称的上火。根据中医理论，上火也分阴阳虚实，要"降火"，首先得鉴别是哪种"火"，才能对症选择"降火"药。

一、上火有什么危害？

对于成人而言，在上火时抵抗力会降低，易导致感冒、咽喉炎、扁桃体炎等疾病。对于儿童而言，上火多是因为食积造成的，胃肠负担加重，免疫力降低，易被外界病毒侵害，可诱发感冒、腮腺炎、扁桃体炎等疾病。对于女性而言，月经期前后更容易上火，易出现便秘、皮肤干燥暗黄等症状，还可能诱发乳腺增生、子宫肌瘤、甲状腺结节等病症。对于老年人而言，上火多是因为情绪波动，失眠多梦，心情烦躁导致的，易

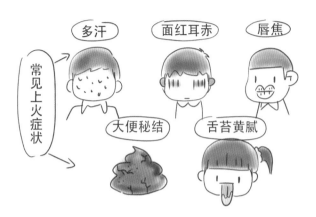

出现口舌糜烂、口腔溃疡、尿黄灼热等症状。

二、上火的类型有哪些?

中医认为,根据虚实不同,可以将上火分为虚火和实火;根据部位不同,可以将上火大致分为上焦火、中焦火和下焦火;根据脏腑不同,可以将上火分为心火、肺火、胃火、肝火、肾火五种。

上火是人体阴阳平衡失调的结果——阳盛则热,出现面红目赤、口舌糜烂、鼻衄、牙龈出血、尿少便秘等症状为实火;阴虚则生内热,出现潮热盗汗、口燥咽干、五心烦热等症状为虚

火。按上火部位,头昏头胀、咽喉肿痛等偏上部位的火热症状为上焦火,烦热口渴、胃脘灼痛等中间部位的为中焦火,大便秘结、小便黄赤等偏下部位的为下焦火。按脏腑开窍,目赤肿痛称肝火,鼻煽气喘称肺火,口舌生疮称心火,牙龈肿痛称胃火,眩晕耳鸣称肾火等。

三、鉴别火气,正确用药

上火有这么多不同的类型,要怎么鉴别,又该如何用药呢?记住六字要诀:辨五脏,断虚实。

实火多由火热之邪内侵或嗜食辛辣所致,治疗上宜采用清热泻火、苦寒制火的方法;虚火多因内伤劳损所致脏腑失调、体虚而生内热,治疗上应以生津养血、滋阴降火为原则。

1.肝火　青壮年人容易肝火旺,主要表现为面红目赤、情绪急躁易怒、两胁胀痛、睡眠不稳。

● 肝实火:双眼红、肿、疼,烦躁易怒、胁部肿痛、口苦、口渴、大便干燥。可用龙胆泻肝丸、加味左金丸等。

● 肝虚火：双眼干涩、手脚心发热、烦躁。可用杞菊地黄丸。

【防上火要领】稳定情绪，充足睡眠。

【降火食方】猪肝炒木耳、枸杞菊花茶。

2. 心火　女性容易发心火，主要表现为心烦急躁、口干烦热、失眠、口舌生疮等。

● 心实火：舌尖发红、反复口腔溃疡、口干、

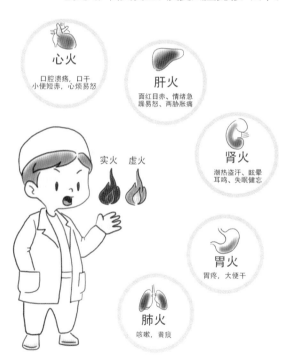

心火
口腔溃疡，口干
小便短赤，心烦易怒

肝火
面红目赤、情绪急
躁易怒、两胁胀痛

肾火
潮热盗汗、眩晕
耳鸣、失眠健忘

实火　虚火

胃火
胃疼，大便干

肺火
咳嗽，黄痰

小便短赤、心烦易怒。可用导赤丸、牛黄上清丸。

● 心虚火：口唇、舌尖发红，无舌苔或少舌苔；无口疮、无溃疡；口渴、手脚心有汗、大便干结；失眠、多梦。可用天王补心丹。

【防上火要领】放松心情，保证睡眠质量。

【降火食方】冰糖莲子汤，苦瓜炒白果，用莲子心、淡竹叶等泡茶饮。

3. 胃火　典型症状为胃灼痛、长痘痘、牙龈肿、口角烂。

● 胃实火：口干口苦、牙龈肿痛出血、易发口腔溃疡、大便干硬。可用清胃黄连丸、大黄清胃丸、黄连上清片等。

● 胃虚火：胃灼痛、总感觉口渴、干呕、小便赤黄、大便干结、便秘。可用阴虚胃痛颗粒。

【防上火要领】多吃粗粮多喝水。

【降火食方】百合绿豆粥，荸荠藕汁汤，用铁皮石斛、麦冬等泡茶饮。

4. 肺火　典型症状为口鼻干燥、咽喉干疼、干咳无痰。

● 肺实火：鼻腔干燥、口渴、发热、咳嗽；嗓子疼、有黄痰；大便干结、小便黄赤。可用清

肺抑火片。

● 肺虚火：口渴、干咳、无痰或少痰；皮肤干燥、手足心发热。可用养阴清肺丸。

【防上火要领】润肺防燥，及时增减衣物。

【降火食方】银耳雪梨汤，百合汤，用橄榄、罗汉果、胖大海泡茶饮。

5. 肾火　典型症状为潮热盗汗、眩晕耳鸣、失眠健忘、腰酸疼、咽干颧红，男性容易遗精，女性则有可能导致闭经。

肾火一般都是由肾阴虚引起的，一般为虚火，需滋阴补肾，可用六味地黄丸、知柏地黄丸。

【防上火要领】舒缓压力，保证充足的睡眠。

【降火食方】黄柏绿豆汤，用枸杞、地骨皮泡茶饮。

需要注意的是：实火和虚火也可以夹杂，这时具体治疗就不能单靠清热或滋阴来解决了。如果自行辨证用药疗效不佳，应请专业的中医师来帮忙。

四、如何预防上火？

√ **规律作息。**预防上火，首先要保持科学的生活规律，按时作息，饮食有节，适当安排各

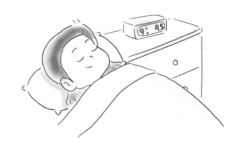

种活动，保证充足的睡眠，避免熬夜，以免过度疲劳导致抵抗力下降。

√ **忌辛辣油腻，清淡饮食。**少食辛辣油腻食物，如麻辣烫、油炸食品等容易导致上火的食物。多食清淡食物，如新鲜绿叶蔬菜、黄瓜、胡萝卜、梨、西红柿等都有良好的清火作用，而且胡萝卜对补充人体的 B 族维生素、避免口唇干裂也有很好的作用。

√ **适量喝茶。**每天喝几杯茶水，对于去

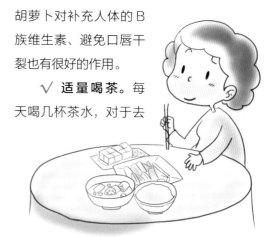

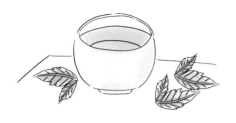

火的效果也是很不错的，比如绿茶、荷叶茶以及苦丁茶等，这些都是降火的茶；用桑叶、菊花、薄荷等代茶饮也有很好的降火功效。饭后或者下午比较疲劳时喝茶，不但能去火，还可以达到补充水分以及提神的效果。

√ **适量运动。**缺乏运动会使身体血液循环和新陈代谢变缓，增加上火的可能性。适量的运动不仅可以增强体质，还能促进身体的血液循环和新陈代谢，排解体内燥热，缓解烦闷情绪。但要注意根据自己的情况适量运动，以使身体发热、微有汗出为宜。

陕西省中医医院：周春梅

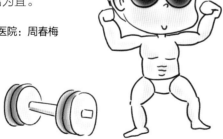

2.3

便秘与便溏，中药如何应对？

便秘和便溏是生活中的常见症状，相信很多人都经受过它的折磨。随着国人饮食结构的改变、生活节奏的加快和受一些社会心理因素的影响，便秘患者正逐年上升。便秘不仅会让人情绪紧张，出现睡眠障碍，更会导致痔疮和肛裂，甚至加重或诱发心脑血管疾病等，因此便秘不容小觑。便秘是以大便排出困难，排便周期延长；或周期不长，但粪质干结，排出艰难；或粪质不硬，虽频有便意，但排便不畅为主要表现的病证。便溏与便秘不同，它是指大便不成形，形似

第二篇
常见疾病中药治疗的用药必知

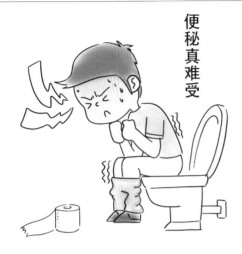

便秘真难受

溏泥，与腹泻不同，便溏排便次数可不增多，也可稍有增多。长期便溏者心理压力大，会出现食欲减退、神疲乏力、体重消瘦、抵抗力下降等症状，还会有腹痛、腹胀等不适感，可影响消化功能，导致营养不良。

一、从中医角度来说，便秘和便溏的原因有哪些？

1. 便秘　便秘产生的原因有多种，包括燥热内结、气机郁滞、津液不足和脾肾虚寒。

▲ **燥热内结型：**指热结肠胃，耗伤津液；或湿热下注大肠，使肠道燥热，伤津而便秘。这种便秘又称热秘，伴有口臭、烦躁、舌红、脉数等症状。

▲ **气机郁滞型：**由情志不舒、忧愁思虑、久坐少动、久病卧床等引起，致使大肠传导失司而成秘结，粪便不干燥但排出困难，所以又称气秘。

▲ **津液不足型：**常因久病、产后、年老体衰、气血两虚、脾胃内伤、饮水量少、泻下伤阴，致使大肠津亏失养、便行艰涩，所以又称虚秘，以老年人居多。

没胃口，吃不下

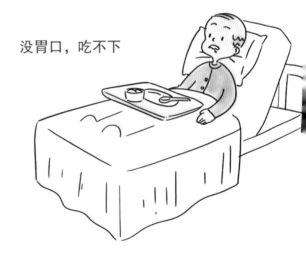

这样用中药更安全更有效
中药吃对才健康

▲ **脾肾虚寒型：** 指肾阳虚损，畏寒肢冷；或素有脾阳不足，又受寒冷攻伐，而致脾肾阳衰，肠道传送无力，大便艰难，此为冷秘。

2. 便溏 便溏则与脾虚有直接的关系。脾为后天之本，有运化水谷精微的作用，可以从外界获取、吸收营养。若脾胃虚弱，脾失健运，水湿不化，肠道清浊不分就会出现便溏。

二、治疗便秘和便溏的中药该怎么选？

很多人都经历过便秘和便溏的困扰，但用尽了办法就是好不了，这可能是因为你没有对证选药。

1. 便秘 热秘、气秘、冷秘、虚秘要选用不同的中药。

▲ **热秘：** 常表现为大便干结，腹胀或痛，口干口臭，面红心烦；或有身热，小便短赤；舌质红，苔黄燥。可选用麻子仁丸，有泻热导滞、润肠通便的功效。

▲ **气秘：** 常表现为大便干结，或不甚干结，欲便不得出；或便后不爽，肠鸣矢气，嗳气频作，胁腹痞满胀痛；舌苔薄腻，脉弦。可选用木香顺气丸、木香槟榔丸、越鞠保和丸、四磨汤等。

▲ **冷秘：** 常表现为大便艰涩，腹痛拘急，胀满拒按，胁下偏痛，手足不温，呃逆呕吐；苔白腻，脉弦紧。可选用温脾丸，具有温中散寒、通便止痛的作用。

▲ **虚秘：** 虚秘又可分为气虚秘、血虚秘、阴虚秘、阳虚秘四种。

气虚秘：表现为大便不干硬，虽有便意，但排便困难，用力努挣则汗出气短，便后乏力，面白神疲，肢倦懒言，舌淡苔白。可选用黄芪颗粒、芪蓉润肠口服液、四君子丸等。

血虚秘：表现为大便干结，面色无华，头晕目眩，心悸气短，健忘，口唇色淡，舌淡苔白，脉细。可选用润肠丸，具有养血润肠的功效。

阴虚秘：表现为大便干结，如羊屎状，形体消瘦，头晕耳鸣，两颧红赤，心烦少眠，潮热盗汗，腰膝酸软，舌红少苔。可选用芪蓉润肠口服液，有益气养阴、润肠通便的功效。

阳虚秘：大便干或不干，排出困难，小便清长，面色㿠白，四肢不温，腹中冷痛，腰膝酸软，舌淡苔白。可选济川煎丸，有温阳通便的功效。

2. 便溏　可选用参苓白术散、四君子丸等，具有益气健脾、渗湿止泻的功效。但若是长期便溏的患者则建议去正规医院检查肠镜，排除器质性疾病。

三、缓解便秘和便溏的药膳有哪些？

1. 西芹百合作为常见菜品，有很好的缓解便秘的功效。

西芹百合

【用料】西芹 300g、百合 100g、胡萝卜 50g，油适量、盐适量、鸡精适量。

【制法】将西芹焯水，然后将西芹切成小块；将锅烧热，先放入胡萝卜炒半分钟，之后倒入西芹与百合翻炒 1 分钟，加适量盐和鸡精翻炒几下出锅，趁热食用。

2. 芡实红枣糯米粥，适用于便溏，大便稀薄不成形、次数增多等情况。

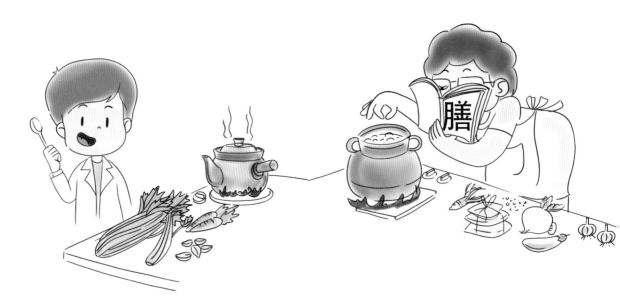

这样用中药更安全更有效
中药吃对才健康

芡实红枣糯米粥

【用料】芡实 50g、红枣 10 枚、糯米 100g。

【制法】先将芡实 50g 用温水浸泡 2 小时（新鲜芡实无须浸泡），再与红枣 10 枚、糯米 100g 同入锅中加水煮成稠粥。早晚分食。

3. 长时间的便秘还可能导致精神问题，如焦虑、抑郁等。这是因为便秘时肠道内的毒素难以排出，从而给人带来抑郁焦虑的情绪，我们可以用食疗方缓解：

柴胡疏肝粥

【用料】柴胡、白芍、香附、枳壳、川芎、甘草、麦芽各 10g，粳米 100g，白糖适量。

【制法】将上七味药煎取浓汁，去渣，粳米淘净与药汁同煮成粥，加入白糖稍煮即可。

【用法】每日 2 次，温热服。

【疗效】疏肝解郁，理气宽中。

陕西省中医医院：甘雪峰

2.4

失眠不可怕，中药能帮您

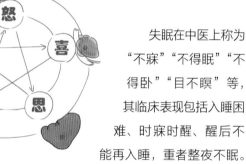

失眠在中医上称为"不寐""不得眠""不得卧""目不瞑"等，其临床表现包括入睡困难、时寐时醒、醒后不能再入睡，重者整夜不眠。《中国民族医药成人失眠专家共识 2022》中显示，我国成年人失眠发生率高达 57%。长期失眠易导致心理及生理问题，如感知、记忆力、思维能力的下降，增加高血压、冠心病、糖尿病等疾病的发病风险。那么如何才能避免日常失眠，拥有健康睡眠呢？首先要

第二篇

常见疾病中药治疗的用药必知

认清失眠的原因，其次针对失眠辨证施治。

一、失眠的原因有哪些?

1. 情志失调　情志的不稳定或过怒、过喜、过思、过悲、过恐都会导致失眠。如过喜易导致心火旺盛而失眠。平常容易发怒，忧伤郁结化火，导致肝火扰心而失眠。脾与胃互为表里，过度思念或者忧思，伤及脾胃，造成水谷精微摄入受阻，营血亏虚，血不能上供于心，导致心神不安失眠。肾对应恐，经常感到害怕，心悸胆怯，导致肾水亏损，不能上济于心，或者心火过旺，不能下交于肾，导致心肾不交，造成失眠。对于情志失调引起的失眠，只要控制好个人情绪，保持心身健康，自然而然就能睡好。

2. 病后体虚　大病之后不注意恢复与保养，气血不足，亦或年老体弱，血少，心失所养，心神不安而导致失眠。这种情况多发于女性的月事之后或者是产后不注意恢复。

3. 劳逸失调　劳倦太过则伤脾，过逸少动则脾气弱，运化不健，气血生化乏源，不能上奉于心，以致心神失养而失眠。通俗地说，就是过劳或过逸会引起脾胃功能受损，导致气血亏损、心血供应不足而失眠。此外，房劳过度、熬夜易伤肾阴，致使心肾失交而失眠。这两种情况都可以看作是血虚、心神失养导致的失眠，这类人多有面色憔悴、神疲乏力、不思饮食等症状。

4. 饮食不调　由于暴饮暴食，导致脾胃受损而不能运化食物，食物停滞于胃腑，引起胃气不降反升，必然影响上焦脏腑的正常运作，而心属人体偏上的部位，必定会受到胃气痰热的扰乱，从而导致不寐。除此之外，饮浓茶、咖啡、酒等也是造成不寐的因素。

二、可用于失眠的中成药有哪些?

对于偶尔出现的失眠，一般不建议用药;但如果经常睡不着，就要考虑服用药物来治疗。根据中医辨证理论，常用的中成药如下:

常用中成药名称	功效和适应证
柏子养心丸	补气，养血，安神。主要用于心气虚寒导致的失眠
安神补心丸	养心安神。主要用于虚火导致的心悸失眠
安神胶囊	补血滋阴，养心安神。用于精神压力过大导致的失眠

常用中成药名称	功效和适应证
天王补心丹	滋阴清热，养血安神。主治阴虚血少，神志不安证
磁朱丸	镇心，安神，明目。适用于因肾虚导致心火旺盛引起的失眠
朱砂安神丸	镇心安神，清热养血。适用于心火旺盛导致的心烦胸闷、呼吸急促、失眠多梦

除了上述常用的中成药之外，用于失眠治疗的西药也较多，服用这些治疗失眠的药物时，应遵医嘱或根据药师的建议购买和使用，切不可乱服药物。

三、生活调养，帮助您改善睡眠问题

睡眠与生活作息以及饮食息息相关，发现自己有失眠问题时要从日常生活方面进行改善。例如按时作息、避免熬夜等不规律作息扰乱生理时钟；在饮食上应以清淡为主，晚餐少吃辛辣油腻食物、拒绝过饱饮食；此外，每天坚持适度运动让身体放松，睡眠的质量就会得以改善。

西京医院：郭超

2.5
女孩子的"月月痛"，中药来帮忙

月经是陪伴女性同胞们大半生的"老朋友"，可惜有时这位"老朋友"一点儿都不友善。每当月经到访时，会有不少女性朋友出现痛经症状。痛经是妇科常见病和多发病之一，其特点是妇女行经前后或月经期间出现的周期性下腹部痉挛性疼痛、坠胀，伴有腰骶部酸胀或其他不适。痛经在不同女性身上的症状及程度各异，部分患者可能有恶心、呕吐、腹泻、头晕、头痛、乏力、冷汗、乳房胀痛等症状，严重者甚至因剧烈疼痛发生休克、昏厥，非常影响患者的日常生活质量。月经痛得很严重怎么办？找到原因，对症治疗。

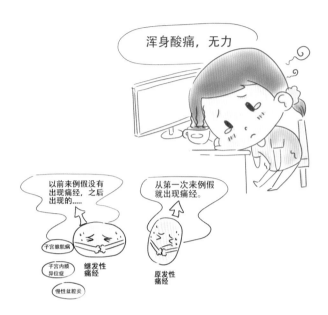

浑身酸痛，无力

以前来例假没有出现痛经，之后出现的……

子宫腺肌病

子宫内膜异位症

继发性痛经

慢性盆腔炎

从第一次来例假就出现痛经。

原发性痛经

一、教您识别痛经的分类及原因

现代医学将痛经分为原发性痛经和继发性痛经。前者盆腔生殖器官无明显器质性病变，又称功能性痛经；后者多继发于生殖器官器质性疾病，如慢性盆腔炎、子宫肌瘤、子宫内膜异位症、子宫腺肌病等，又称器质性痛经。

痛经属中医"经行腹痛"范畴，以胞宫气血运行不畅的"不通则痛"或胞宫失于濡养的"不荣则痛"为主要病机。临床上根据女性疼痛发生

的时间、部位、性质、喜按或拒按以及月经期、量、色、质等不同情况进行辨证论治，诊断痛经的虚、实、寒、热。

1. 虚性痛经　多因气血亏虚所致，疼痛一般发生于经期或经后，表现为隐隐作痛、坠痛，疼痛时小腹喜揉喜按，月经量少，色淡质稀。

2. 实性痛经　分气滞、血瘀、寒凝等。疼痛一般发生在经前及经期的前两天，疼痛剧烈，拒按，按之更痛，经行不畅，经色紫暗有块，血块排出后疼痛减轻。

3. 寒性痛经　最为常见，经期贪凉、喜食生冷食物或长期居住在寒湿环境中的女性更易出现，疼痛特点是经前或经期下腹冷痛，热敷后疼痛可减轻，月经量少，色暗。

4. 热性痛经　多见于素体湿热者，由湿热瘀阻所致，疼痛特点是经前或经期下腹疼痛或胀痛，伴有灼热感，月经量多或经期长，色暗红，质黏稠。

二、中药一般如何治疗痛经?

痛经的中医分型并非单一证型，可能虚实

寒热错杂，需根据患者个人情况诊断和治疗。中药内服、针灸、艾灸、推拿等都是治疗痛经的常见方法。常见证型的治疗如下：

1. 肝肾亏虚型　治宜补肝养肾，调经止痛。可选用的中成药有金凤丸、妇科再造丸等。患者要注重养生，保证睡眠充足，平时加强体育锻炼，改善营养状态，可常吃木耳、红枣、乌鸡、黑米、黑豆、枸杞等。过于苦寒、冰凉的食物易伤肾，如苦瓜、雪糕等，应尽量避免食用或少吃。

2. 气血虚弱型　治宜补气养血，和中止痛。可选用的中成药有八珍益母丸、四物汤、宁坤养血丸、八宝坤顺丸等。患者需注意保暖，不要伤风，多休息，少劳累，经期尽量不做剧烈活动。注意补充营养，多食补益气血的食物，如羊肉、猪肉、红枣、桂圆、花生、各种豆类等，也可用黄芪、党参适量泡茶喝。

3. 寒湿凝滞型　治宜温经散寒，暖宫止痛。可选用的中成药有少腹逐瘀丸、艾附暖宫丸、痛经宝颗粒等。平时应注意避寒保暖，不要常在阴凉寒湿环境下，不要涉水、游泳，外出防止淋雨。不吃生冷、辛辣等刺激性食物，可多食热性的牛羊肉、生姜、桂圆、红枣、大葱、韭菜等食物。

4. 气滞血瘀型　治宜行气活血，祛瘀止痛。可选用的中成药有活血调经丸、妇舒丸、妇女痛经颗粒、痛经灵等。日常护理以疏导情绪为主，针对经期可能出现的烦躁情绪，消除患者对月经的紧张心理，保持情绪稳定。可通过聆听欢快音乐、户外散步等方式分散注意力来放松心情。饮食上多食萝卜、山楂、陈皮、洋葱、南瓜等理气食物，缓解疼痛。

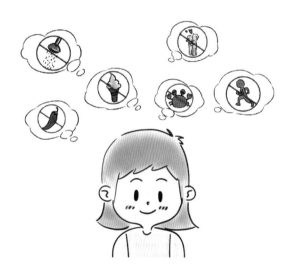

5. 湿热瘀阻型　治宜清热利湿，化瘀止痛。可选用的中成药有妇炎净颗粒、花红片、妇炎康复胶囊等。饮食上需注意忌口，避免饮酒，以及食用肥甘油腻、辛辣刺激、生冷伤脾的食物，易导致脾胃虚弱、湿热不化。患者可常食薏苡仁、山药、红豆、冬瓜、蚕豆、牛肚、羊肚等祛湿或健脾的食物。

三、给痛经女性的生活小贴士

√ 经期前后少吃生冷、辛辣、油腻食物，少摄入含咖啡因的食物，如咖啡、茶、巧克力等，刺激性食物会加重痛经。

√ 经期注意保暖，避免受凉，保持下腹部温暖可改善盆腔血液循环，减轻疼痛。

√ 注意经期个人卫生，勤换卫生巾和内裤。

√ 保持心情愉悦，不要过度紧张、生气。

√ 加强锻炼，增强体质，改善营养，补充维生素和矿物质，注意休息，保证睡眠充足。

西京医院：殷英

2.6

中药如何应对孩子咳嗽?

咳嗽对于人体来说，是呼吸道的保护性反射，通过咳嗽有助于排出呼吸道的分泌物和异物，使呼吸道保持清洁和通畅。因此，从某种意义上来说，咳嗽是有益的，它只是一种症状，并不是一种疾病。医学界对平均年龄为 10 岁的正常学龄期儿童进行的研究显示，儿童每天可有 10～11 次咳嗽，个别甚至高达 34 次。但是强烈而频繁的病理性咳嗽对孩子的健康不利，所以孩子咳嗽时，应积极寻找引起咳嗽的原因，对症治疗，才能尽快恢复健康。

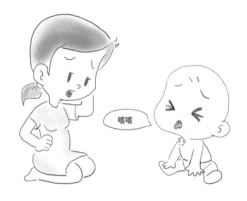

一、咳嗽的分类和临床症状是什么？

儿童咳嗽有外感与内伤之分，因肺脏娇嫩，卫外不固，易为外邪所侵，临床常以外感咳嗽多见。外感咳嗽多发病迅速，病程短，常伴发热、鼻塞流涕等外感表证；内伤咳嗽具有起病较缓，病程较长，伴不同程度的脏腑功能失调等。

1. 外感咳嗽　一般多为急性咳嗽。治疗原则应宣发肺气、疏通腠理，使邪从表解。主要分为风热咳嗽和风寒咳嗽。

● 风热咳嗽：多见咳嗽不爽、痰稠色黄难咳，伴见流黄涕、发热，有汗，口渴咽痛，舌红、苔薄黄。

● 风寒咳嗽：多见咳声频作、痰白清稀，常伴有鼻塞流清涕、恶寒（自觉寒冷加衣被不能缓解）、发热、头痛、无汗、舌淡红、苔薄白。

2. 内伤咳嗽　发病多由于外感咳嗽治疗不当，迁延不愈，或由五脏内伤而致。主要分为痰热咳嗽、痰湿咳嗽、阴虚咳嗽和气虚咳嗽。

● 痰热咳嗽：多见咳嗽痰多、色黄黏稠难咳、喉间痰鸣，伴见发热口渴、烦躁不宁，尿少色黄，大便干结，舌红、苔黄腻。

● 痰湿咳嗽：多见咳嗽声重、痰多色白质稀、喉间痰声辘辘，伴见胸闷、食少、疲倦、便溏，舌淡、苔白腻。

● 阴虚咳嗽：多见干咳无痰、痰少难咳，伴见口干、盗汗、手足心热、便干、舌红少苔或苔剥脱。

● 气虚咳嗽：多见咳嗽无力、痰稀色白，伴见神疲、气短自汗、面白少华、少食、平素易反复感冒、舌淡嫩，边有齿痕。

二、治疗咳嗽常用的中成药怎么选？怎么用？

1. 风热咳嗽　治以疏风清热，宣肺止咳。中成药可选小儿肺热咳喘口服液、小儿咳喘灵颗粒、蛇胆川贝液、急支糖浆等。

2. 风寒咳嗽　治以疏风散寒，宣肺止咳。中成药可选通宣理肺口服液（丸）、小青龙合剂、杏苏止咳糖浆等。

3. 痰热咳嗽　治以清热化痰，肃肺止咳。中成药可选金振口服液、羚羊清肺散等。

4. 痰湿咳嗽　治以燥湿化痰，肃肺止咳。中成药可选二陈丸、橘红痰咳液等。

5. 阴虚咳嗽　治以养阴清肺润燥。中成药可选养阴清肺口服液、槐杞黄颗粒、川贝止咳露、川贝雪梨膏等。

6. 气虚咳嗽　治以益气补肺，健脾化痰。中成药可选玉屏风散、童康片等。

小贴士：

√ 如果年龄不足4个月的孩子发生咳嗽，或者咳嗽时伴有呼吸困难、精神差、咳剧后呕吐，或咳嗽超过2周以上依然没有好转等情况，家长应立即带孩子到正规医院就诊，明确病因，对症治疗。

√ 饮食宜清淡，易消化，忌寒凉、辛辣刺激、鱼虾、过甜过咸饮食。

√ 孩子出现咳嗽，尤其是反复咳嗽时，不仅要补肺，还要健脾。脾为生痰之源，健脾化痰咳嗽才能好得快。可选择山药等药食两用的中药。

√ 不能随意乱用止咳药。3岁以下的小儿咳嗽反射较差，痰液不易排出，如果父母一见小儿咳嗽，便给予较强的止咳药，咳嗽虽可暂时停止，但痰液不能顺利排出，如痰液大量蓄积在气管和支气管内，会造成气管堵塞。

三、治疗咳嗽常用的食疗方

1. 红糖姜枣汤　红糖30g，生姜15g，大枣30g。以水三碗煎至过半，顿服，服后出微汗即可，本方祛风散寒，适用于风寒咳嗽。

2. 川贝蒸雪梨　川贝母3g，雪梨1个，冰糖适量。将雪梨洗净，去皮、去核，将川贝母打碎研粉放入梨中，再将梨放入锅中蒸熟。去川贝母，吃梨，每日1次。本方用于肺热燥咳，主要表现为干咳少痰、痰黏不易咳出。脾胃虚寒或风寒感冒引起的咳嗽患儿不宜食用。

3. 煮萝卜水　白萝卜80g，洗净，切4～5薄片。放入小锅内，加大半碗水，放火上烧开后，再改用小火煮5分钟即可。此方治疗风热咳嗽、鼻干咽燥、干咳少痰的效果较好，2岁以内的患儿收到的效果更好。

西京医院：姚敏娜

第二篇
常见疾病中药治疗的用药必知

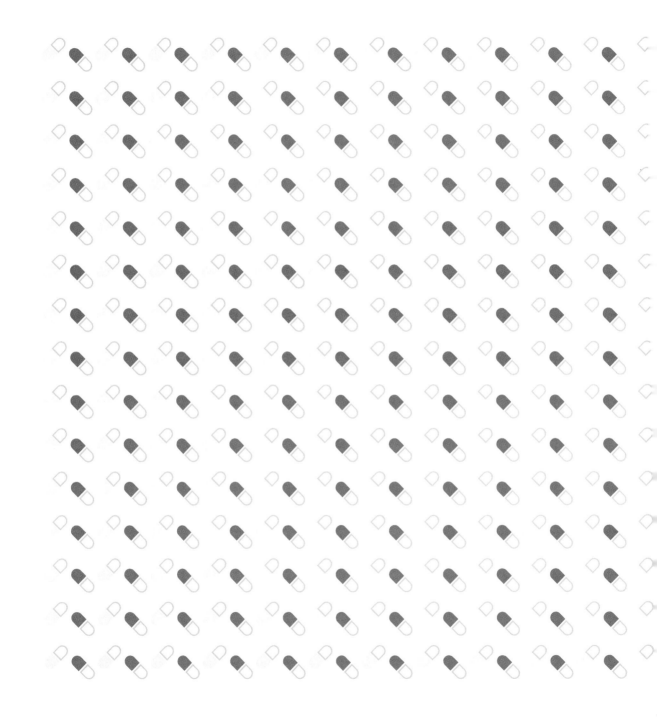

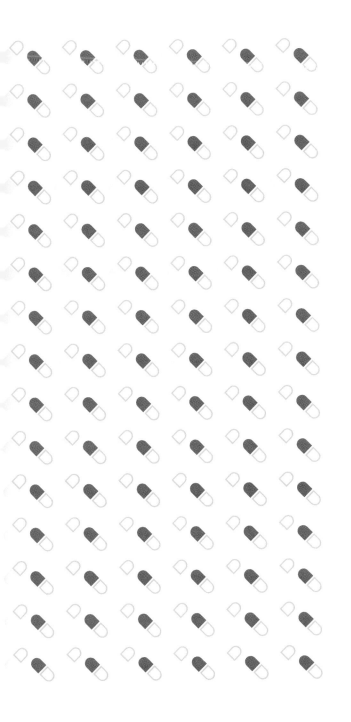

第
三
篇

治未病，
中药来帮忙

3.1

祛湿气，除了红豆薏米粥还有这些中药

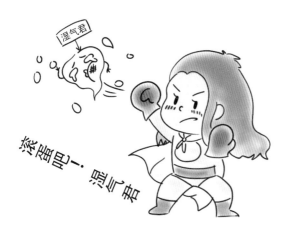

湿气君

滚蛋吧！湿气君

俗话说，"千寒易去，一湿难除，湿邪之气，最为伤人"。湿是中医的一个概念，又称湿邪、湿气。《湿气论》云："盖闻坤土主湿，湿土寄旺四季，而春夏为甚，季夏为尤甚。湿生于土，本气属阴，阴为寒湿，后乃渐化为湿热。"湿气是

怎么产生的，对人体又有怎样的影响和危害呢？除了红豆薏米粥还有哪些食物可以去湿呢？

一、湿气有什么危害？

1. 湿邪属阴，容易损伤人体阳气

如湿邪居于头面，引发头晕、头昏重；湿邪停留在胸膈部位，容易出现胸闷；若湿邪停聚于中焦，则易困脾，引起腹胀腹泻、恶心呕吐、大便不爽等；湿邪若停留在下焦，就会出现小便短涩等。

2. 湿邪具有重浊的特点

若侵袭肌表，则会周身困重、四肢倦怠、头重如裹、湿疹疮疡等；若湿邪停滞于经络关节，会引起关节疼痛、酸重等；湿邪在上，会出现头面油腻、多垢；湿邪在大肠，容易出现大便稀溏、腹泻、泻痢等；湿邪下注，会引起小便混浊，男性阴囊潮湿，女性白带过多等。

3. 湿邪还具有黏腻、滞涩的特性

湿邪导致的疾病具有黏腻、滞涩的表现，如大便黏腻不爽、小便滞涩，女性带下黏滞、产生黏滞分泌物等；湿邪引发的疾病发病较慢但病程较长，经常反复发作或久治不愈，

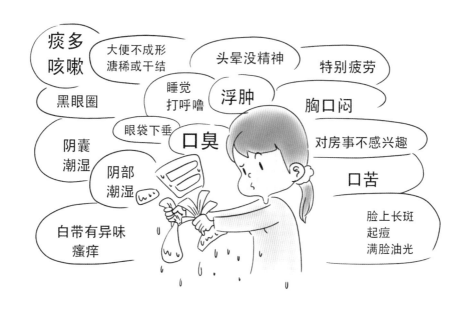

比如湿痹、湿疹等。

4. 湿邪的兼容性很强

湿是长夏（夏秋之间，约大暑至秋分前一段时间）的主气，易夹杂温热形成湿热，引发湿热病。若湿邪兼有风称为风湿，兼有寒称为寒湿，兼有暑称为暑湿。

5. 湿邪引发的疾病缠绵难愈

病程有时可长达数年或数十年，从而直接或间接地诱发其他慢性疾病，如肥胖、心脑血管疾患、癌病、类风湿关节炎等。

二、湿气的类型有哪些？

《黄帝内经》根据湿邪形成的来源不同，将湿邪致病分为外感和内生两个方面，天地湿气造成湿邪外感，多食肥甘厚味造成脾胃运化失常，湿自内生。外湿是相对于内湿而言的。外湿多是由于气候潮湿、淋雨涉水、居处潮湿、水中劳作所致；另一种是湿浊内生，内湿多由过食生冷、嗜酒成癖、脾胃虚弱所致，内湿的本质是脏腑功能失调，有可能是素体脾虚，也有可能是饮食所伤，譬如日常吃了很多油腻或生冷食物，脾胃运化失常，会引起体内湿气重。

三、鉴别湿气类型，正确选用中成药

1. 寒湿　多表现为身体怕冷、昏昏沉沉、注意力不集中、性欲减退、白带增多、虚胖、舌头有齿痕，舌苔白，腹胀、乏困、面色无华、腹泻，不敢吃凉的东西；寒湿以阳气不振、水湿内停为特点，治疗原则以温阳化湿为主。

寒湿，根据轻重程度，可以选择藿香正气丸、参苓白术散、香砂养胃丸、人参健脾丸、理中丸、附子理中丸、右归丸等。

2. 湿热　多表现为头面油腻、口苦口黏、心烦、感觉身体里有热出不来、出汗不畅、乏力、怕热、嗜睡多不解乏、身体困重、口气喷人、白带黄稠、皮肤瘙痒、起痘痘、早泄、下体潮湿、腹胀、大便黏滞不爽，舌苔黄腻。湿热以湿与热交裹在一起为特点，治疗原则以健脾祛湿清热为主。

湿热，根据湿和热的轻重程度，可以选择参苓白术散、香连丸、藿香清胃散、四妙丸、甘露消毒丹、葛根芩连片等。

四、祛湿气常用的食疗方

除了红豆薏米粥，祛湿气常用的食疗方还有这些：

1. 寒湿　寒湿者口味宜清淡，可以吃一些偏温燥的食物，也可以吃健脾祛湿的食物，如山药、薏苡仁、白扁豆、赤小豆、生姜等。

▲ **生姜砂仁茶：**生姜 5g、陈皮 3g，砂仁 3g，水煎代茶饮，注意砂仁不宜久煮。生姜可发汗解表、温中止呕、温肺止咳，陈皮可温中散寒、燥湿理气，砂仁化湿行气、温中止泻，三者合用，常饮可温寒化湿。

▲ **白术山药粥：**白术 30g，山药 30g，煮粥食用，适用于舌头有齿痕、肥胖、大便次多、便溏的人群。

2. 湿热　湿热者饮食以清淡为原则，可多食甘寒、甘平的食物，如西瓜、空心菜、苋菜、黄瓜、丝瓜、葫芦、冬瓜、绿豆、赤小豆等。

▲ **菊花山药薏米茶：**菊花 10g，山药 15g，生薏米 15g，水煎代茶饮，适用于头面油腻、易

上火人群。

▲ **芦根白茅根绿豆粥：** 芦根 20g，白茅根 20g，绿豆 30g ，煮粥食用，适用于大便黏滞不爽的人群。

五、体内有湿气需要这样调理

祛湿气的药不要常喝。祛湿气需要综合考虑，不要把祛湿气局限在吃药上，还有更多更好的祛湿气的措施可以采用：

√ **生活规律、少熬夜、不喝酒不抽烟、少食生冷、油腻、煎炸食物。** 一个经常熬夜的人，湿气重的原因在于人体正常的气机升降出入功能被打乱，不纠正熬夜这个坏习惯，靠吃药是不可能从根本上解决湿气重的问题的；一个经常抽烟喝酒的人要除湿气，就必须从戒烟戒酒入手，而不是一味通过喝中药来祛湿气。坏习惯不改，除湿气就没有尽头。

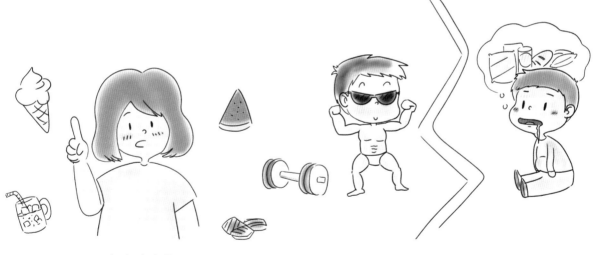

忌食生冷食物

√ **锻炼身体。**运动锻炼可以祛湿气，这是一个非常有效的途径，比吃药效果好得多。多进行户外活动，借助自然界之力振奋人体之气，以舒展阳气，通达气机。但注意在湿冷的气候条件下，要减少户外活动，避免受寒、淋雨。

√ **保持心情愉快、坦然面对生活中的喜怒哀乐。**百病生于气，湿气重也"生于气"，一件刚洗过的湿衣服，搭在通风的地方，很快就会晾干，放在不通风的地方就会发馊；湿气重通常是气机郁结引起的，需要调整心态、通调气机，气通顺了，湿气也就除去了。

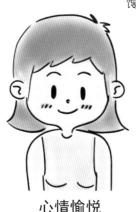

心情愉悦

陕西省中医医院：李耀辉，周春梅

3.2

中药泡脚，用对才对身体好

泡脚属于中医足疗法内容之一，也是一种常用的外治法。正所谓"寒从脚下起，人老脚先衰"，脚是人体的"第二心脏"，泡脚不但可以促进脚部血液循环，驱除寒冷，而且对消除疲劳、改善睡眠大有裨益。中药泡脚在我国有悠久的历史，古语有云："中药泡脚，胜吃补药。"中药泡脚就是利用合适的中药配方熬成中药水来泡脚，其中的中药有效成分在热水的热力帮助下，渗透进皮肤，被足部毛细血管吸收，进入人体血液循环系统，从而达到改善体质、调理身体、治疗疾病的效果。那是不是所有人都适合中药泡脚呢？

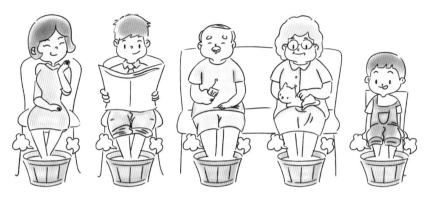

四季泡脚身体好，全家健康欢乐多

一、中药泡脚的好处有哪些？

中药泡脚是通过温度和药物，利用皮肤的御邪、分泌、吸收、渗透、排泄、感觉等多种功能，作用于局部皮肤、肌肉、关节，改善三者的代谢，强化其功能，并且通过皮肤对药物的吸收，针对局部及全身的疾病进行治疗，能调和全身气血，调整脏腑功能，治疗多种疾病。

1. 内病外治，上病下治 《黄帝内经》记载："阳气起于足五趾之表，阴气起于足五趾之里。""阴脉集于足下，而聚于足心。"脚分布着人体 6 条经络，足三阳经（足太阳膀胱经、足少阳胆经、足阳明胃经）止于腿脚部，足三阴经（足太阴脾经、足少阴肾经、足厥阴肝经）起于

腿脚部，与冲脉、阳跷脉、阴跷脉、阳维脉、阴维脉交会，通过这些经络，将脚同整个人体上下内外、五脏六腑、肌肤皮毛筋骨联系起来；在这些经脉上，双脚共有 66 个穴位，这些穴位对各种刺激都非常敏感，穴位又与全身各脏腑器官密

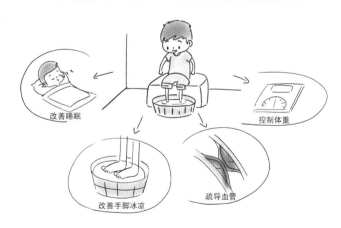

改善睡眠

控制体重

改善手脚冰凉

疏导血管

055

第三篇

治未病，中药来帮忙

切相连，通过中药泡脚可起到促进气血运行，温煦脏腑的作用，从而达到内病外治、上病下治的效果。

2. 提高免疫力　人体的双脚都有与人体各脏腑器官相对应的区域，即反射区。人体双脚有 60 多个基本反射区，经常性地通过中药泡脚来刺激反射区，能提高药物的吸收，加快药物的输布，在反射区刺激感应和药物的双重作用下，促使全身血液的通畅、调节各组织器官的功能，改善脏腑器官的病理变化，提高身体的免疫力。

3. 防病治病　我们的下肢由于离心脏最远，血液循环不是很好，而内脏的血液循环多是细小的血管，血液的回流不好。采用中药泡脚时，由于温热效应，药物作用可以加快血液循环，使药性能快速有效的输布全身，再结合足部反射区的刺激效应，共同调节脏腑功能，可有效防治高血压、脑血栓、四肢麻木、风湿性关节炎等疾病。

松果体
小脑
鼻窦
头部（大脑、小脑）
鼻
脑下垂体
脖子（喉咙、血压）
眼睛
耳
斜方肌
甲状腺
右肺
食道（甲状腺）
右气管
心脏
太阳神经丛
胃
胰脏
十二指肠
横结肠
输尿管
膀胱
尾骨（仙骨）
痔疾

鼻窦
小脑
眼睛
耳（扁桃体）
肩
淋巴腺
甲状腺
斜方肌
左肺
心脏
左气管
肾上腺
胃
肾脏
脾脏
上行结肠
小肠
S状结肠
膝和臀部
生殖器（失眠穴）

耳（扁桃体）
肩
淋巴腺
肾上腺
胆囊
肝脏
肾脏
下行结肠
盲肠
小肠
膝和臀部
生殖器（失眠穴）
上行结肠

这样用中药更安全更有效
中药吃对才健康

4. 促进新陈代谢，消除疲劳　在中药泡脚过程中，通过热能作用、水压作用、药物离子运动等共同作用，可促进体内毒素随汗腺、泌尿系统等排泄器官排出体外，同时将营养物质送往大脑和全身，从而使全身感到舒适，消除疲劳，防治神经衰弱和失眠，改善睡眠效果。

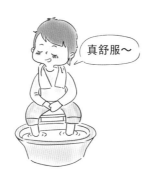

真舒服~

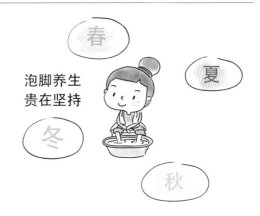

泡脚养生
贵在坚持

春
夏
冬
秋

二、如何选择泡脚的中药？

中药泡脚四季皆宜："春天泡脚，升阳固脱；夏天泡脚，除湿去暑；秋天泡脚，肺润肠濡；冬天泡脚，藏精温肾"。但我们需要根据中医理论，不同体质选用不同的中药泡脚，才能达到养生保健的效果。

1. 阳虚体质　阳虚体质的人平素畏冷，手足不温，喜热饮食，精神不振，睡眠偏多。中药的选择多以补肾阳、益精血、强筋骨为主，如续断、杜仲、肉苁蓉等。

2. 阴虚体质　阴虚体质的人经常口渴，头昏眼花，容易失眠、心烦气躁，皮肤枯燥无光泽，形体消瘦，手足易冒汗。中药的选择多以滋阴润燥为主，如麦冬、石斛、玉竹等。

3. 气虚体质　气虚体质的人全身疲乏无力，精神不振，少气懒言，语言低微，自汗怕动。中药的选择多以益气健脾为主，如黄芪、党参、白术等。

4. 痰湿体质　这是目前比较常见的一种体质，这种体质多见于肥胖的人或素瘦今肥的人。该体质的人表现为体形肥胖，腹部肥满松软，面部皮肤油脂较多，多汗且黏，痰多，容易困倦，舌苔白腻或甜，喜食肥甘甜腻之品。中药选择以化湿除痰为主，如茯苓、苍术、厚朴等。

5. 湿热体质　湿热体质的人易生痤疮，口苦口干，身重困倦，大便黏滞不畅或燥结，小便短黄，男性易阴囊潮湿，女性易带下增多，舌质偏红，苔黄腻。中药选择以清热利湿为主，如蒲公英、生大黄、茵陈等。

6. **血瘀体质** 血瘀体质的人主要表现为口唇指甲紫暗，皮肤青紫或粗糙，局部刺痛或绞痛，或易生肿块且质地坚硬，面色色素沉着，眼圈发黑等。中药的选择多以活血化瘀为主，如丹参、红花、益母草、鸡血藤等。

需要注意的是：体质辨识和足浴药物请咨询专业医师。

三、中药泡脚要注意什么？

中药泡脚好处多，但是讲究也较多。

√ 中药泡脚时，不要把药渣放在泡脚水中，过滤后用药汁泡脚；中药煎煮

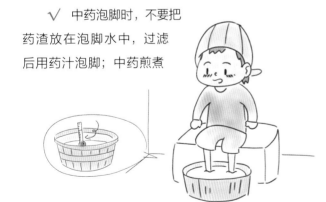

两次其药效一般就已经全部释放，不要反复煎煮使用。

√ 中药泡脚的水温不要过高，以40℃左右为宜，具体可因人而异，要求热而不烫，并且要随时添加热水以保持温度均匀。

√ 泡脚时间不宜过长。泡脚时间太长容易冒大汗，汗液流失过多对身体是有损害的。适宜的泡脚时间应该为半小时左右。

√ 泡脚时间最好是饭后1小时、晚上睡觉前。这是因为饭后立即泡脚会影响消化吸收，而睡前泡脚有助于睡眠。

√ 中药泡脚最好用较深、底部面积较大的木盆，让水淹过踝关节。铜盆等金属盆中的化学成分不稳定，容易与中药中的鞣酸等成分发生反应，生成鞣酸铁等有害物质，使药物的疗效大打折扣。

√ 泡脚后不要马上睡觉。趁着双脚发热的时候揉揉脚底，及时穿好袜子保暖，待全身热度缓缓降低后再入睡效果最好。

√ 糖尿病患者要特别注意水温。糖尿病患者可能存在周围神经病变，不能正常感知外界温

这样用中药更安全更有效
中药吃对才健康

度，容易被烫伤，从而引发严重后果。

　　√ 儿童不宜用过热的水长时间泡脚。足弓是从儿童时期开始形成的，如果常用热水给儿童泡脚，足底的韧带就会变得松弛，不利于足弓的形成和维持，容易形成扁平足。

　　√ 女性经期不要自己乱用中药泡脚。女性经期出现的问题比较复杂，如果不能辨清原因就用中药泡脚，不但不会起到舒缓的作用，还可能会加重痛经等症状。最好咨询专业医师，根据自身情况对症用药。

　　√ 在泡脚过程中，由于脚部血管受热扩张，可能会出现头晕等现象，若出现此类现象时，应暂停泡脚、平卧休息，待症状消失后再进行。

　　√ 中药泡脚需要坚持一段时间，才能看到效果。

　　√ 中药泡脚经皮肤吸收的药物有限，且吸收速度慢，病情重者一定要去医院就诊，以免延误病情。

四、不宜用中药泡脚的情况

　　尽管中药泡脚有诸般好处，但并非人人适宜。下列情况不宜用中药泡脚：

　　1. 孕妇禁用活血类药物泡脚。

　　2. 各种严重出血病或局部受伤在 24 小时以内的患者。

　　3. 恶性肿瘤、肾衰竭、心力衰竭、败血症等各种危重病患者。

　　4. 急性传染病、外科急症或中毒的患者。

　　5. 正处于大怒、大喜、大悲之中的情绪激动者。

　　6. 身体过度疲劳、精神紧张或患有精神疾病者。

　　7. 饭前、饭后 30 分钟以内或过饥、过饱以及醉酒后的人士。

　　8. 足部患开放性软组织损伤、严重感染以及较重的静脉曲张者。

　　9. 严重心脏病、低血压患者。

　　10. 对于血糖控制欠佳、皮肤有破溃的糖尿病患者。

　　11. 对中药泡脚药液皮肤过敏者。

陕西省中医医院：周春梅

3.3

"三伏贴"到底该不该贴？

每年夏天入伏后，会有不少人采用贴"三伏贴"的方式来防治疾病，那"三伏贴"到底该不该贴呢？三伏贴是一种传统中医的外治疗法，以"冬病夏治"为原理，取一年中气温最高、人体阳气最盛的三伏天，将有温热助阳等特定功效的中药敷贴于人体特定的穴位上，药物由肌肤渗入刺激局部经络穴位，鼓舞阳气，进而疏通经络、调理气血、温经散寒、扶正固本以提高机体免疫力，可起到祛除体内沉寒痼冷之宿疾，增强抗病御寒能力的作用，以达到冬季少发病或不发

病的目的。"三伏贴"与中医的"治未病"理论相契合，可起到未病先防的作用。

一、人人都需要贴"三伏贴"吗？

中医学认为，人体阴阳气血的盛衰依季节变化而不同，因此疾病的发生、治疗亦应随季节变化而有差异。一些好发于冬季或在冬季加重的疾病发病的根本原因在于机体阳气不足，同时又受到外来寒邪侵袭。"三伏贴"主要适合中医辨证属阳虚为主或寒热错杂以寒为主的人群，对阳盛、阴虚火旺、湿热体质者都不适合。因此，建议首次敷贴前，最好到正规医院辨明体质。而且要注意，"三伏贴"不是"万能贴"，不能包治百病，更不可想贴就贴。

二、"三伏贴"可不可以自行敷贴？

"三伏贴"处方用药及穴位选择应由具有丰富临床经验的中医类别执业医师拟定。因"三伏贴"的药物是医师根据患者自身体质调配的，且不同疾病敷贴的穴位也不同，所以建议患者不要

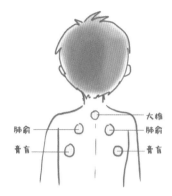

不同疾病敷贴的穴位不同，不可自行敷贴"三伏贴"。

自己在家贴"三伏贴"，尤其不能图方便和省事，在网上或药店购买"三伏贴"后自行敷贴。一是不能保证敷贴部位或穴位的准确；二是无法保证药物的质量；三是做不到个体化精准治疗。可见，自行敷贴不但难以保证效果，而且还可能出现安全问题。

三、"三伏贴"需要贴多长时间？

有些人认为"三伏贴"敷贴时间越长，药物吸收越完全，疗效越好，其实是错误的，"三伏贴"贴得过久皮肤容易起疱、溃烂。具体的敷贴时间应根据疾病种类、药物特性及身体状况来确定，一般老年人、儿童、体质虚弱、轻症者敷贴时间宜短。刺激性小的药物每次可敷贴 4 ~ 8 小时，刺激性大的药物需根据患者的反应和发疱情况来确定，敷贴时间从数分钟至数小时不等。敷贴过程中如出现皮肤过敏（如瘙痒、疼痛）应立即取下。另外，"三伏贴"治疗周期一般为三年，需坚持治疗以保证疗效。

四、贴"三伏贴"有哪些注意事项？

1. 孕妇及皮肤过敏者、敷贴穴位局部皮肤有破溃者禁用；心脏起搏器植入术后患者禁用；肺部感染、肺结核、肺癌咳血者禁用。急性咽喉炎、发热、咳黄痰等，以及急、热症患者也不宜用此疗法。

2. 敷贴当日不宜游泳、淋雨、直吹风扇和空调，因为温度过低会导致皮肤毛孔收缩，影响药物吸收；敷贴完 6 小时后，再用温水洗澡，局部用清水冲洗即可，不宜用肥皂、沐浴液等。

3. 敷贴期间，饮食以清淡为宜，忌烟酒及生冷、油腻、海鲜、辛辣等刺激性食物。尽量减少户外活动，防止大量出汗。保证生活规律，睡眠充足，情绪乐观，适度锻炼等。

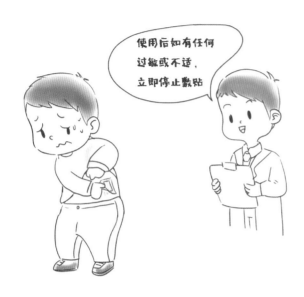

4.“冬病夏治”并不能代替日常治疗及保健，对于长期服药的慢性病患者，敷贴期间不能随便停药。另外，病情较重的“冬病”需及时治疗，不要盲目忍到三伏天“夏治”，延误病情，得不偿失。

5. 敷贴后局部起水疱者，应立即取下药膏，不要抓挠，并避免出汗或局部沾水，以防感染。揭药膏时，手法宜轻，避免损伤皮肤。若出现程度严重的红肿、溃疡、大水疱、疼痛或全身性皮肤过敏症状者，应立即到医院就诊治疗。

西京医院：殷英

3.4

高血压、高血脂，中药可以做什么？

随着经济快速发展和人们生活方式的明显改变，中国高血压、高血脂患病率显著增高，控制血压及血脂已然成为现代人生活中寻常且重要的事情。中药在这些方面又能做些什么呢？

一、高血压的中医调养

“诸风掉眩，皆属于肝”，高血压应从肝风、肝阳论治。肝主情志，所以血压易受情志影响而出现波动。

1. 中医如何认识高血压？

中医认为高血压与肝、脾、肾关系密切，病机分为：

● **肝阳上亢：** 肝火上炎，阳升风动，上冲脑窍。主要表现为眩晕耳鸣，头痛，头胀，劳累及情绪激动后加重，颜面潮红，甚则面红如醉，脑中烘热，肢麻震颤，目赤，口苦，失眠多梦，急躁易怒，舌红，苔薄黄。

● **痰饮内停：** 脾胃虚弱，痰饮内生，肝风、肝阳夹痰浊之邪上冲清窍。主要表现为眩晕，头重，头昏沉，头不清爽，如有物裹，头痛，视物旋转，容易胸闷心悸，胃脘痞闷，恶心呕吐，食少，多寐，下肢酸软无力，下肢轻度水肿，按之凹陷，小便不利，大便或溏或秘，舌淡，苔白腻。

● **肾阴亏虚：** 水不涵木，脑窍失养。主要表现为眩晕，视力减退，两目干涩，健忘，口干，耳鸣，神疲乏力，五心烦热，盗汗，失眠，腰膝酸软无力，遗精，舌质红，少苔。

2. 生活中应该怎么养？

日常生活中，高血压患者可以通过运动、食养和穴位按摩三种方式来调养。

▲ **运动：** 中等强度有氧运动（走路、慢跑、自行车、瑜伽、游泳、广场舞等），每周 5~7 次，每次 30 分钟。同时控制体重，腹型肥胖者更应积极控制。

▲ **食养：**

（1）芹菜：含钙较多，有一定的降压作用，能够降低神经肌肉的兴奋性，还能补充维生素，适合肾阴亏虚、肝阳上亢的高血压患者。

（2）丹参水：对于痰饮内停型高血压患者，在凉热还不太明确的情况下，可经常喝。

（3）红曲、三七：痰饮内停型高血压患者，可泡水喝。

（4）茯苓薏米粥（白茯苓 20g、薏苡仁 60g、红小豆 30g、大米 60g）：痰饮内停型高血压患者可以经常食用。

（5）枸杞、山药：肾阴亏虚型高血压患者可用。

（6）山楂：具有降脂、抗动脉硬化、消食的作用，所以能间接通畅血管、改善脂类代谢，对调节血压也有一定作用。

除此之外，还有一些中药药膳及其他中药食养产品。

特别需要强调的是：食养并不是直接降血压，而是通过提高人体调整血压的能力来维持血压稳定。食养需以辨证为基础，不可代替降压药。可根据自身情况，在专科医师的指导下，调整降压药的用药方案。

▲ **穴位按摩：**主要有点、按、揉、推、捏这几种方法，可以用大拇指指腹对其先进行顺时针的搓揉，再施加一定向下的力量，在搓揉1～2分钟之后可以进行点按，以感觉到酸、胀、沉、麻为宜，每次按摩5分钟左右，需长期坚持。

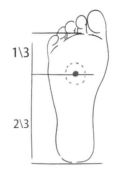

足贴的位置——涌泉

位于脚掌底前半凹陷处，第二脚趾缝延伸到足跟连线约三分之一处，是人体足少阴肾经上的重要穴位及人体长寿大穴之一。

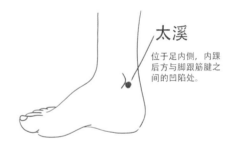

太溪

位于足内侧，内踝后方与脚跟筋腱之间的凹陷处。

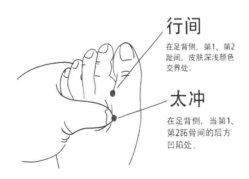

行间

在足背侧，第1、第2趾间，皮肤深浅颜色交界处。

太冲

在足背侧，当第1、第2跖骨间的后方凹陷处。

（1）太冲、行间、太溪、涌泉。

（2）三阴交：穴意是指足部的三条阴经中的气血物质在本穴交会。本穴物质有脾经提供的湿热之气，有肝经提供的水湿风气，有肾经提供的寒冷之气，三条阴经气血交会于此，故名三阴交。三阴交属脾经的穴位，对肝、脾、肾三经都有调理的作用。

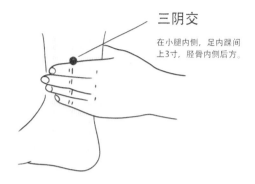

三阴交

在小腿内侧，足内踝间上3寸，胫骨内侧后方。

定位：在内踝尖直上3寸，自己的手指，4指幅宽，此穴位于胫骨后缘靠近骨边凹陷处。

作用功效：主治脾胃虚弱，消化不良，腹胀肠鸣，腹泻，月经不调，崩漏，带下，闭经，子宫脱垂难产，产后血晕，恶露不尽，遗精，阳痿，水肿，小便不利，遗尿，失眠，高血压病等。

（3）足三里、丰隆、阳陵泉。

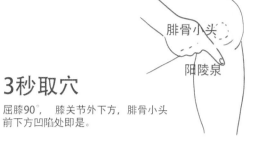

腓骨小头

阳陵泉

3秒取穴

屈膝90°，膝关节外下方，腓骨小头前下方凹陷处即是。

（4）曲池：是人体大肠经的合穴。此穴位于肘部，乃经气运行之大关，能通上达下，通里达表，既可清在外之风热，又能泻在内之火邪，是表里双清之要穴。

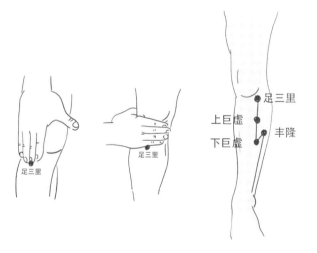

足三里　足三里

上巨虚　足三里
下巨虚　丰隆

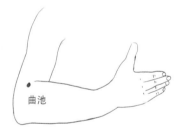

曲池

定位：曲池位于肘横纹外侧段，屈肘，位于尺泽与肱骨外上髁连线中点。即：在手肘关节弯曲凹陷处。

作用功效：可缓解高血压疾病引起的血气上冲，头痛头晕的症状。对冠心病，房性早搏，心房颤动等有一定的治疗作用，可增强心肌收缩力并可减缓心率。

温馨提示：按摩曲池容易造成流产，孕妇禁用。

（5）百会：是人体督脉经络上的重要穴道之一，为治疗多种疾病的首选穴，医学研究价值很高。

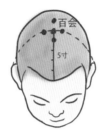

定位：定位此穴时要让患者采用正坐的姿势，百会位于人体的头部，头顶正中心，以通过耳角直上连接中点，来简易取此穴。或以两眉头中间向上一横指起，直到后发际正中点。

作用功效：1. 主治：头痛，头重脚轻，痔疮，高血压，低血压，宿醉，目眩失眠，焦躁等。
2. 治疗：眩晕，血管性头痛，升阳举陷，益气固脱，提神醒脑，增强记忆力。

什么是血脂

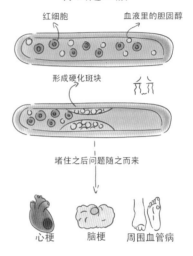

二、高血脂的中医调养

1. 中医如何认识高血脂？

中医认为高血脂属"血瘀""痰浊"，本虚标实，治疗需标本兼顾，补虚泻实。虚则气虚、阴虚、阳虚；实则血瘀、痰浊、气滞、寒凝、热毒。高血脂的中医病机如下：

- **痰浊内阻证**：形体肥胖，头重如裹，胸闷，呕恶痰涎，肢麻沉重，心悸，失眠，口淡，食少，舌胖，苔滑腻，脉弦滑。调养应以化痰祛湿为主。

- **脾虚湿盛证**：乏力，头晕，胸闷，纳呆，恶心，身困，脘腹胀满，舌淡，舌体胖大有齿痕，苔白腻，脉细弱或濡缓。调养应以健脾化痰为主。

- **气滞血瘀证**：胸胁胀满疼痛，或头痛、腹痛，其痛如刺，痛处固定，疼痛持续，或腹部有痞块，刺痛拒按，舌暗红，有紫气或瘀斑，脉细涩。调养应以舒肝理气，活血通络为主。

- **肝肾阴虚证**：眩晕，耳鸣，腰酸膝软，五心烦热，口干，健忘，失眠，舌质红，少苔，脉细数。调养应以补益肝肾为主。

这样用中药更安全更有效
中药吃对才健康

2. 高血脂的生活养生

√ 控制体重。

√ 合理膳食：将饱和脂肪酸摄入量降至总热量的 7% 以下，或至少在 10% 以下；反式脂肪酸的摄入量降至总热量的 1% 以下或更低；膳食胆固醇摄入量降至 200mg/d 以下。

√ 适当锻炼，体育活动要循序渐进，不宜勉强做剧烈活动。

√ 生活规律，保持乐观、愉快的情绪，劳逸结合，保证充足睡眠，戒烟限酒。

√ 积极控制危险因素，如血压、血糖等。

√ 食养：高血脂泡茶剂。

（1）山楂玫瑰花茶：干山楂 6g、玫瑰花 3g 泡茶饮用。

（2）绞股蓝茶：绞股蓝叶 2～3g 开水冲泡后饮用。

（3）普洱菊花茶：普洱茶、菊花各 2～3g 开水冲泡后饮用。

（4）槐花莲子心茶：干槐花、莲子心各 2～3g 泡茶饮用。

（5）葛根茶：葛根 2～3g 泡茶饮用。

西京医院：赵瑾怡

3.5

高血糖，中医可以做什么？

中医学将糖尿病归为"消渴病"，由先天禀赋不足、饮食不节、情志失调、劳倦内伤等导致阴虚内热，是以多饮、多尿、乏力、消瘦或尿有甜味为主要症状的病证。《素问·奇病论》认为五脏虚弱、过食肥甘、情志失调是引起消渴的原因，以阴虚为本，燥热为标，互为因果。生活调摄对消渴具有治疗作用。糖尿病病程可分为郁（前期）、热（早期）、虚（中期）、损（晚期）4个自然演变阶段。

一、中医如何认识高血糖？

1. 早期 病程多在5年之内，尚无明显并发症。主要临床表现以口干多饮，身重困倦，小便频数，大便黏滞不爽或便秘，舌质红、苔黄为主。

此时疾病主要发生在肺、胃、脾、肝，该期主要有热盛伤津证、肝郁脾虚证、痰浊中阻证、湿热蕴结证。

▲ **热盛伤津证**：临床表现为口渴多饮，多食易饥，皮肤干瘪，心烦易怒，大便干结，小便短黄，舌红干，苔黄燥。此证多见于初发糖尿病患者，空腹及餐后血糖明显升高者。调养以清热泻火，生津止渴为主。

▲ **肝郁脾虚证**：临床表现为情志抑郁，胁胀作痛，腹胀食少，便溏不爽，舌质淡胖、苔白或腻。此证型患者多为女性，形体偏瘦，可有焦虑抑郁倾向。调养以疏肝健脾，理气和中为主。

▲ **痰浊中阻证**：临床表现为形体肥胖，面垢多油，身重困倦，口黏，舌质淡、舌体胖大、齿痕明显，苔白厚腻。此证型以肥胖型2型糖尿病为主，可伴随高尿酸血症、高脂血症等代谢紊乱。调养以燥湿运脾，化痰降浊为主。

▲ **湿热蕴结证**：临床表现为形体肥胖，口干不欲多饮，小便短黄，便溏不爽，舌质红，苔黄腻，脉滑数。除肥胖、高血糖以外，此证型患者多有肠道菌群失调表现。调养以清热化湿，理气和中为主。

2. 中期 病程多在5～10年，兼有不同程度的微血管并发症。临床表现为神疲乏力，气短懒言，咽干口燥，烦渴欲饮，午后颧红，小便短少，大便干结，舌体瘦薄，苔少而干。

此时疾病主要发生在肺、脾、肾三脏，主要表现为胰岛素分泌不足及峰值延迟，可伴见胰岛素抵抗。该期主要有肺肾阴虚证、脾气亏虚证、脾肾气虚证。调养以益气养阴，生津止渴为主。

3. 晚期 病程多在10年以上，已出现大血管并发症，病情复杂。临床表现为小便频数，眩晕耳鸣，口干夜甚，手足抽搐，多梦遗精，舌红少苔；或见眩晕耳鸣，神疲，畏寒肢凉，五心烦热，心悸腰酸，舌淡少津。

此时疾病主要发生在肝、脾、肾，表现为胰岛 β 细胞功能减退，脏腑功能受损。该期主要有肝肾阴虚证和阴阳两虚证。

▲ **肝肾阴虚证**：临床表现为五心烦热，低热颧红，胁痛，小便频数，混浊如膏，腰膝酸软，眩晕耳鸣，口干夜甚，手足抽搐，皮肤干燥，雀目，舌红，少苔。此证型患者多已合并糖尿病视网膜病变、糖尿病肾病或伴有自主神经病变。调理以滋补肝肾，养阴润燥为主。

▲ **阴阳两虚证**：临床表现为畏寒肢凉，下肢浮肿，甚则全身皆肿，小便频数，夜尿增多，混浊如脂膏，甚至饮一溲一，神疲，五心烦热，口干咽燥，耳轮干枯，面色黧黑，心悸腰酸，阳痿，舌淡，少津。调理以滋阴温阳，补肾固涩为主。

二、高血糖的生活养生

1. 传统功法运动

▲ **八段锦（强推荐）**：练习八段锦可改善患者的糖脂代谢水平，尤其对改善空腹血糖、糖化血红蛋白、胰岛素抵抗方面，以及调节胆固醇、高密度脂蛋白有一定疗效。还可改善2型糖尿病患者的抑郁、焦虑状态和生活质量，对患者的心理健康状态有积极的作用。

【八段锦】连同预备式、收势共10式，8个基本动作要领：

两手托天理三焦，左右开弓似射雕；调理脾胃须单举，五劳七伤往后瞧；摇头摆尾去心火，两手攀足固肾腰；攒拳怒目增气力，背后七颠百病消。

功法特点强调柔和缓慢、圆活连贯，松紧结合、动静相兼、神与形和、气寓其中。练习时注意要松静自然、准确灵活、练养相兼、循序渐进。每次1~2套，每天1~2次。

▲ **太极拳（强推荐）**：练习太极拳对2型糖尿病患者的空腹血糖、糖化血红蛋白有明显的改善作用，同时可改善糖脂代谢、改善生活质量。

【24式太极拳】共包含24式，起势、左右野马分鬃、白鹤亮翅、左右搂膝拗步、手挥琵琶、左右倒卷肱、左揽雀尾、右揽雀尾、单鞭、云手、单鞭、高探马、右蹬脚、双峰贯耳、转身左蹬脚、左下势独立、右下势独立、左右穿梭、海底针、闪通背、转身搬拦捶、如封似闭、十字手、收势。

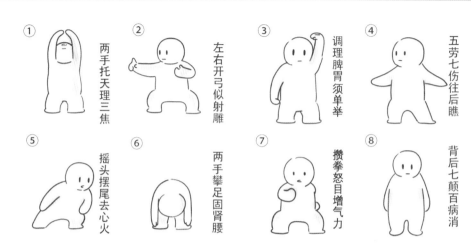

① 两手托天理三焦
② 左右开弓似射雕
③ 调理脾胃须单举
④ 五劳七伤往后瞧
⑤ 摇头摆尾去心火
⑥ 两手攀足固肾腰
⑦ 攒拳怒目增气力
⑧ 背后七颠百病消

功法特点柔和，强调意识引导呼吸，配合全身动作。每次1套，每天1~2次。

2. 药膳

山药薏苡仁粥

【原料】山药60g，薏苡仁30g。

【功用】健脾固肾。

【适应证】2型糖尿病之脾肾亏虚证的辅助治疗。

【制作方法】山药去皮切块，薏苡仁洗净，共入锅中加水煮熟即可食用。

【食用方法】每份合主食50g，按量食用。

燕麦饼

【原料】燕麦粒50g，面粉200g，胡萝卜100g，蒜苗20g，鸡蛋60g，牛奶10ml，盐5g，清水130g，胡椒粉适量。

【功用】益气健脾，滋阴敛汗。

【适应证】2型糖尿病之气阴两虚证的辅助治疗。

【制作方法】燕麦粒煮熟出锅备用；蒜苗、胡萝卜切碎，加燕麦、鸡蛋、面粉、盐、胡椒、牛奶搅拌均匀；面团分5份，用手压扁，放入电饼铛烙至两面金黄即可。

【食用方法】每份约合主食50g，按量食用。

西京医院：赵瑾怡

这样用中药更安全更有效
中药吃对才健康

3.6

高尿酸，中药可以做什么？

随着社会经济的发展，人们生活方式及饮食结构发生改变，我国高尿酸血症的患病率逐年增高，并呈年轻化趋势，已成为仅次于糖尿病的第二大代谢性疾病。血尿酸升高除可引起痛风之外，还与肾脏、内分泌代谢、心脑血管系统等疾病的发生和发展有关。中药干预本病强调养治并举、病证结合、分期而论的原则，做到以下几点，可很好地改善身体状态。

1. 注意饮食 避免高嘌呤食物，避免饮酒或过食肥甘厚腻。提倡均衡饮食，限制每日总热量摄入，控制饮食中嘌呤含量。以低嘌呤饮食为主，严格限制动物内脏、海产品和肉类等高嘌呤食物的摄入。富含嘌呤的蔬菜（莴笋、菠菜、蘑菇、菜花等）、豆类及豆制品与高尿酸血症及痛风发作无明显相关性，鼓励患者多食用新鲜蔬菜，适量食用豆类及豆制品（肾功能不全者须在专科医师的指导下食用）。

高尿酸血症患者的饮食建议

饮食建议	食物种类
鼓励食用	蔬菜，低脂、脱脂奶及其制品，鸡蛋
限制食用	牛肉、羊肉、猪肉、富含嘌呤的海鲜，调味糖、甜点、调味盐（酱油、调味汁）；红酒、果酒
避免食用	果糖饮料，动物内脏，黄酒、啤酒、白酒

2. 控制体重 肥胖可增加高尿酸血症患者发生痛风的风险，减轻体重可有效降低血尿酸水平。

3. 规律运动 可降低痛风发作次数，减少高尿酸血症相关死亡。鼓励高尿酸血症患者坚持适量运动，建议每周至少进行150分钟(30min/d×5d/w)中等强度[运动时心率在(220−年龄)×(50%～70%)范围内]的有氧运动。运动中应当避免剧烈运动或突然受凉，易诱发痛风发作。

4. 戒烟、避免被动吸烟 吸烟可增加高尿酸血症和痛风的发病风险。

5. 中药及食疗（长期服用，纠正体质偏颇）

（1）无论有无临床症状，以健脾泄浊化瘀为基本原则，可用薏苡仁、芡实、山药、土茯苓等。

（2）病情累及关节，突发红肿灼痛者，为痛风急性期，以邪实为主，多采用清热利湿、通络止痛之法。可选四妙散或当归拈痛汤，常用黄柏、苍术、车前子、茵陈、羌活、蚕砂等。

（3）若肿痛迁延反复、关节畸形，或伴皮下结节和 / 或破溃者，为痛风慢性期，属虚实夹杂，多采用化痰祛瘀、蠲痹通络之法，兼以健脾、补肾、养肝等。常用威灵仙、天南星、姜黄、桂枝等。

（4）如果累及肾脏，出现尿中伴砂石或尿少身肿者，为痛风性肾病，治疗仍守健脾补肾、泄浊通络之法，另视其虚实寒热辨证论治。

● 实证除浊瘀外，多因湿热、石阻为患。

湿热者排尿频数、淋漓灼痛，治当清热利湿，常用食物如蒲公英、木瓜等。石阻者排尿艰涩，或突然中断，或尿中夹有砂石，治当排石通淋。

● 虚证多源于脾肾，阳虚常用食物如黄芪、党参等；阴虚常用食物如黄精、枸杞子、山萸肉等。

西京医院：赵瑾怡

3.7

心情烦躁，
中药来帮忙

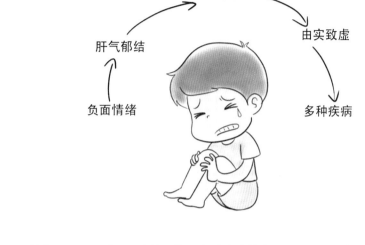

中医认为"喜、怒，忧、思、悲、恐、惊"是人的 7 种正常情绪表达，心情与身体健康息息相关，每天心情好的人，往往笑容满面、气色红润，而且也很少生病。如果情绪"大喜、大怒、大忧、大恐、大悲、大惊、思虑过度"，中医称之为七情过极，久而久之可导致神情焦虑、急躁易怒、心烦不宁、失眠多梦、头晕头痛、口干口苦、面红目赤、大便秘结等症状。社会、家庭、工作、求学、婚恋、经济等原因，影响着人的心理和生理状态，当出现较强的负面情绪刺激时，可致使肝的正常疏泄功能失调，引起肝气郁结或肝郁化火等一系列失调变化。面对心情烦躁的患者中医有以下妙招，不妨来试试：

1. 心理暗示法　当感到烦躁时，建议可以采用积极的心理暗示法来调整。告诉自己身体很正常，就算有什么问题，现在医学很发达，很快就会没事的；告诉自己，困难总会过去，风雨过后就会有彩虹，只要挺过去了，就会有好事发生。

2. 移情易性法　通过分散注意力或改变其周围环境，来改变不良心态，起到调畅身心的目

第三篇

治未病，中药来帮忙

的。如改变一下家居环境；去跑步或旅游，欣赏沿途风光，结识新的朋友；学习新的知识；增加一些轻松愉悦的活动，制订详细的休息调养方案等，使注意力尽量均衡分配，改变内心忧虑、紧张、抑郁执着的负性心态，达到自身情绪平和、身心调畅的目的。

3. 音乐调适法 适宜的音乐能达到镇静、安神的功效，可缓解负性情绪，并可增强机体免疫力，改善健康状况。心烦、恼怒情绪明显者可选听《春江花月夜》《江南丝竹乐》《花好月圆》《百鸟朝凤》等乐曲；入睡困难者可选听《梅花三弄》《平沙落雁》《二泉映月》等乐曲。

4. 蔬菜水果 若见肝火，口干口苦、急躁易怒者，可多吃些具有疏肝泻火作用的蔬菜水果，如苦瓜、苦菜、苦菊、白菜、包心菜、绿豆芽、黄豆芽、草莓、李子、青梅、金针菜、油菜、丝瓜等；药食同源的食物，如栀子、菊花、菊苣、蒲公英、薄荷、决明子等。还可多吃些具有健脾和胃作用的蔬菜水果，如苹果、红薯、南瓜、胡萝卜、香菇、板栗等；药食同源的食物，如健脾和胃的山药、大枣、山楂、白扁豆、白扁豆花、沙棘、鸡内金、砂仁、茯苓、薏苡仁等，

养血安神的莲子、酸枣仁、桂圆、百合、牡蛎、阿胶等。

5. 汤羹 菊花雪梨银耳羹：把泡好的银耳 30g 去掉根部硬结处，撕成小块，然后将银耳放入滚水中，大火煮沸后改为特小火；小火煮至胶质溶解汤变稠，中途可添水；将梨 100g 去皮切小块后下锅，煮至色变为透明即可；加入菊花 10g，使汤完全浸没菊花，煮至花叶吸水饱满；最后根据个人口味适量加入冰糖饮用。可以疏肝泻火、滋阴润肺。

6. 代茶饮 四花茶：野菊花 3g、月季花 3g、白梅花 3g、玫瑰花 3g，每日 1 次，每次 500ml 开水，反复冲泡 2～3 次，频频服，可以疏肝泻火。

7. 泻肝安神操 ①双手五指分开，用指尖按压头皮，使头皮放松；②五指分开，左右手交替进行，从前往后梳头 50 次；③蝴蝶式拉通肝经。坐位，双腿弯曲，脚心相对，双手抓住脚尖，膝盖向两侧打开，尽量往地上贴，背部挺直，双膝有节奏地上下振动。早晚各做 1 次，每次 5 分钟。

这样用中药更安全更有效
中药吃对才健康

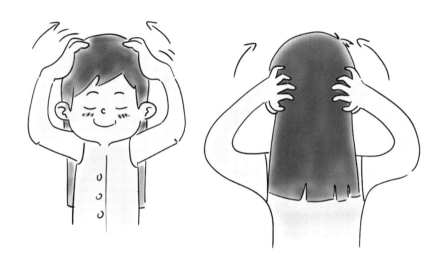

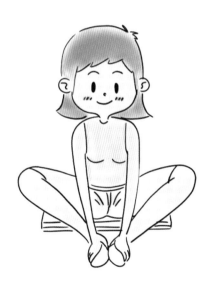

8. 泻肝安神足浴方　炒栀子 6g、牡丹皮 6g、柴胡 6g、白芍 9g、陈皮 6g、香附 6g、枳壳 6g、川芎 6g、远志 6g、夏枯草 6g。将上药装布袋中封口，加入 1 000ml 水，熬制 30～40 分钟。药汁分成 2 份，早晚各 1 份，分别兑入温水泡脚，每次泡 20 分钟，每日 1 剂。糖尿病足患者如果要泡脚，需要测试水温，控制水温在 37℃ 左右。下肢有溃烂者不宜使用。

西京医院：乔逸

图书在版编目（CIP）数据

中药吃对才健康 ：这样用中药更安全更有效 / 赵杰
主编. —北京：人民卫生出版社，2023.5
ISBN 978-7-117-34337-4

Ⅰ．①中… Ⅱ．①赵… Ⅲ．①中草药 – 用药法 Ⅳ.
①R28

中国版本图书馆 CIP 数据核字（2022）第 258143 号

人卫智网	www.ipmph.com	医学教育、学术、考试、健康，
		购书智慧智能综合服务平台
人卫官网	www.pmph.com	人卫官方资讯发布平台

中药吃对才健康——这样用中药更安全更有效
Zhongyao Chidui Cai Jiankang——Zheyang Yong Zhongyao
Geng'anquan Gengyouxiao

主　　编：赵　杰
分册主编：赵　杰
出版发行：人民卫生出版社（中继线 010-59780011）
地　　址：北京市朝阳区潘家园南里 19 号
邮　　编：100021
E - mail：pmph @ pmph.com
购书热线：010-59787592　010-59787584　010-65264830
印　　刷：北京顶佳世纪印刷有限公司
经　　销：新华书店
开　　本：889×1194　1/24　印张：4
字　　数：89 千字
版　　次：2023 年 5 月第 1 版
印　　次：2023 年 5 月第 1 次印刷
标准书号：ISBN 978-7-117-34337-4
定　　价：49.00 元
打击盗版举报电话：010-59787491　E-mail：WQ @ pmph.com
质量问题联系电话：010-59787234　E-mail：zhiliang @ pmph.com
数字融合服务电话：4001118166　E-mail：zengzhi @ pmph.com

55检